.眼.表.疾.病.科.普.系.列.

干眼勿扰2

曾庆延 文
潘 莉 图

U0725950

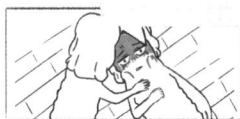

锁住水润

孙旭光 主审

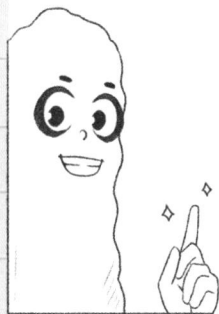

人民卫生出版社
·北京·

图书在版编目（CIP）数据

干眼勿扰.2，锁住水润 / 曾庆延文；潘莉图 .—
北京：人民卫生出版社，2024.4
ISBN 978-7-117-36072-2

Ⅰ.①干…　Ⅱ.①曾…　②潘…　Ⅲ.①干眼病 – 基本
知识　Ⅳ.①R591.41

中国国家版本馆 CIP 数据核字（2024）第 050114 号

人卫智网　www.ipmph.com	医学教育、学术、考试、健康，	
	购书智慧智能综合服务平台	
人卫官网　www.pmph.com	人卫官方资讯发布平台	

干眼勿扰 2：锁住水润
Ganyan Wurao 2: Suozhu Shuirun

文：曾庆延
图：潘　莉
出版发行：人民卫生出版社（中继线 010-59780011）
地　　址：北京市朝阳区潘家园南里 19 号
邮　　编：100021
E － mail：pmph @ pmph.com
购书热线：010-59787592　010-59787584　010-65264830
印　　刷：北京顶佳世纪印刷有限公司
经　　销：新华书店
开　　本：889 × 1194　1/32　**印张**：2.25
字　　数：54 千字
版　　次：2024 年 4 月第 1 版
印　　次：2024 年 4 月第 1 次印刷
标准书号：ISBN 978-7-117-36072-2
定　　价：49.90 元
打击盗版举报电话：010-59787491　**E-mail**：WQ @ pmph.com
质量问题联系电话：010-59787234　**E-mail**：zhiliang @ pmph.com
数字融合服务电话：4001118166　　**E-mail**：zengzhi @ pmph.com

序

干眼是最常见的眼表疾病，目前已成为备受关注的影响人们生活质量与工作效率的重大慢性疾病。引起干眼的原因有很多，睑板腺功能障碍是其中最常见的因素。近年来，我们对睑板腺的功能以及疾病状态下的病理生理改变、临床表现进行了深入研究与观察，使医生对于睑板腺有了更深入的了解。在临床上已经发明了多项诊断与治疗方法，总结了一系列预防措施，这些方法和措施的实施将对预防与治疗睑板腺功能障碍具有一定帮助。但如何将这些知识直观、简单与科学地介绍给公众，使公众能看得懂、有收获，对医生来说是一个难题。

2023年年初，我在武汉参加了一个有关睑板腺功能障碍的小型研讨会，会议期间曾庆延教授将她新作——《干眼勿扰2：锁住水润》的初稿给了我，我看完初稿后认为曾教授很好地解决了我上文提到的难题。曾教授在干眼领域作出了很多开创性贡献，临床经验非常丰富。她撰写的这本科普图书对于睑板腺的功能、疾病发生的机制、影响因素、治疗方法、护理细节进行了详细介绍，内容丰富，既科学严谨，又生动活泼，我相信大家一定会喜欢！

厦门大学眼科研究所所长

南华大学附属第一医院院长

亚洲干眼学会前会长

2002 年教育部长江学者特聘教授

2024 年 3 月

前言

　　《干眼勿扰》于 2020 年 4 月出版，出版后深受读者的喜爱，很多患者朋友反馈通过阅读这本书，对干眼的防治有了直观认识，但对于干眼中最为常见的原因——睑板腺功能障碍始终觉得名字拗口，对其发生原因、具体表现、防治方法缺乏详细了解。近 3 年，随着短视频等的流行，电子产品在各年龄段人群中广泛使用，出现睑板腺功能障碍的人数也日益增多，需要有一本针对这一问题的生动形象、通俗易懂的科普作品，让读者可以在轻松一笑中收获知识，提升对干眼的全面认识。

　　我和潘莉从 2022 年开始计划撰写《干眼勿扰 2：锁住水润》一书，并得到了孙旭光教授一如既往的指导。本书承续《干眼勿扰》的漫画风格，将艰深难懂的医学知识生动形象地呈现出来。不同的是主人公改成了本书讲述的主题——睑板腺（睑睑），通过它的拟人化视角，让读者跟随服务不同客户的睑板腺，了解它们出现问题的原因，并给出个性化解决方案。本书图文并茂，生动活泼，可以使读者对睑板腺的作用、功能异常的影响因素、治疗及护理知识具有全面的认识。本书作为干眼防治的有效工具，期望可以得到广大读者的指正与建议。

2024 年 3 月

这本书没有传统的目录……

Dr.Zeng
曾院长

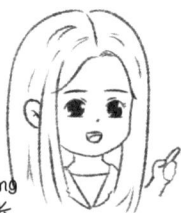

但请留意以下内容,帮助眼睛更好地锁住水润哦!

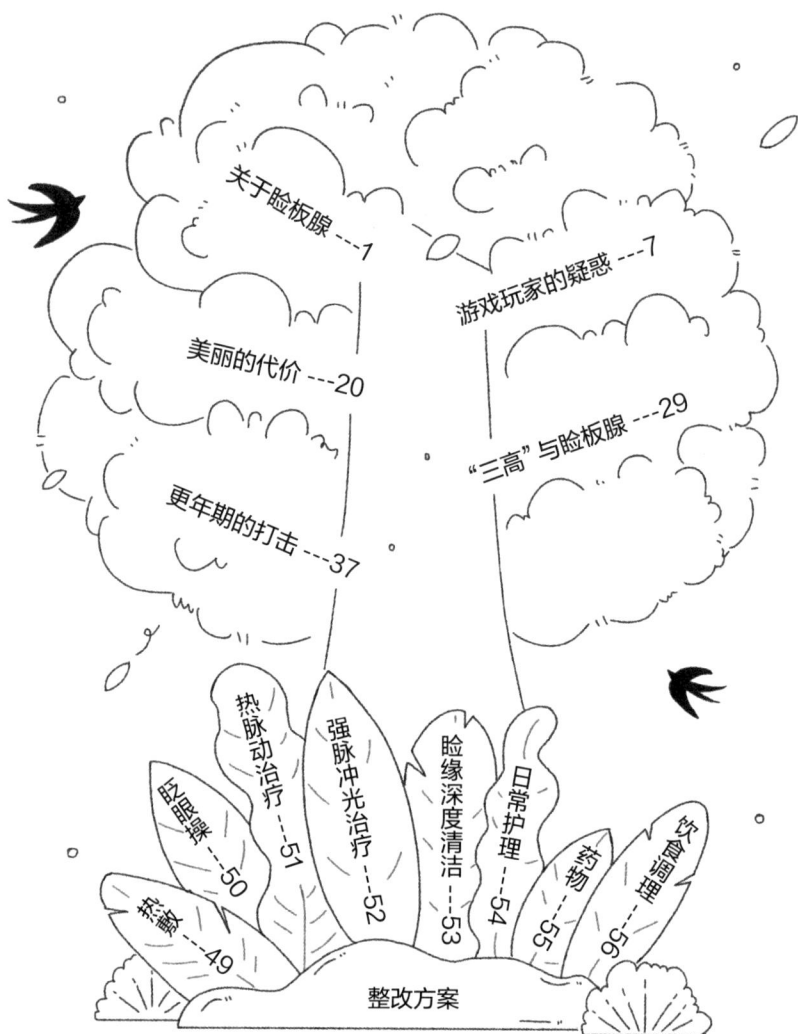

整改方案

8

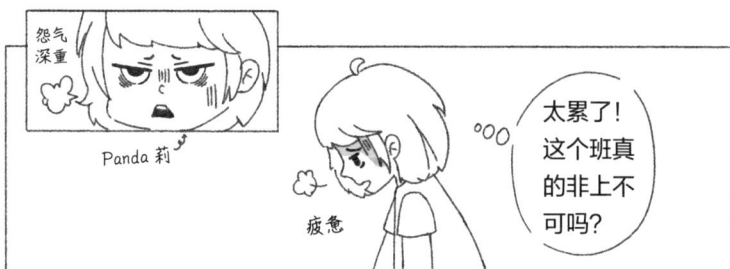

怨气深重

Panda 莉

疲惫

太累了！这个班真的非上不可吗？

你看起来很疲惫啊，又没有休息好吗？

曾院长？！是啊，为了赶业绩，昨天又加班了。我感觉现在眼睛更干涩了。

你不好好休息，在你身体里"打工"的它们也没办法完成"业绩"，你当然会感觉眼睛干涩了。

惊

！

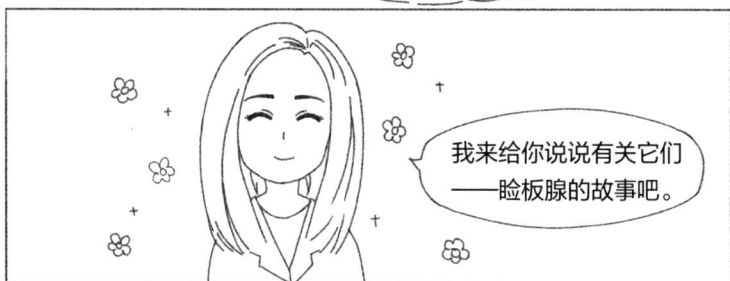

我来给你说说有关它们——睑板腺的故事吧。

睑板腺工厂监察部文件

睑监发[2024]4号

关于对旗下业绩不良部门工作情况监察巡访的通知

各睑板腺部门：

　　近期，多个睑板腺部门的业绩接连出现下滑。经过对部分服务客户进行调研后，监察部将派遣监察员到相关部门了解情况。

　　特此通知！

　　附件：1. 部门工作职责及要求

　　　　　2. 关键绩效指标（KPI）考核标准

　　　　　3. 业绩下滑部门名单

监察部

二○二四年二月

来工作了

○ ○ ○ ○ ○ ○

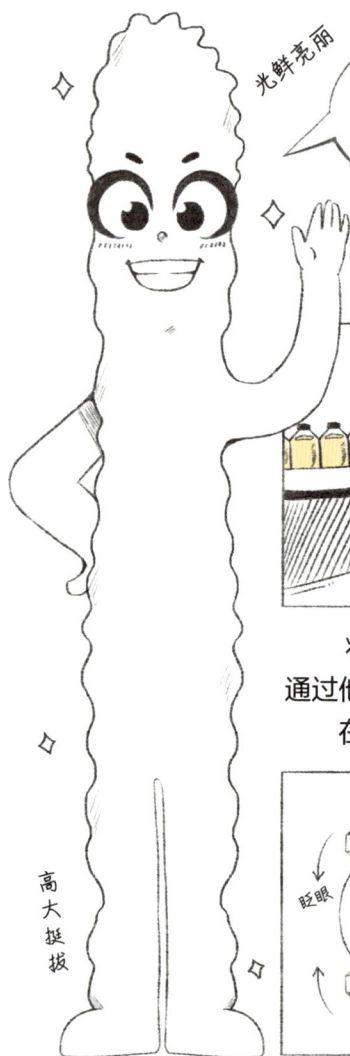

光鲜亮丽

嗨，大家好！我是负责本次巡访任务的监察员睑睑。我先根据附件1为大家介绍一下睑板腺们的工作。

睑板腺的主要工作职责是生产油脂。

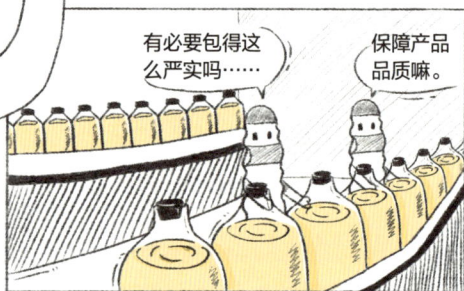

有必要包得这么严实吗……

保障产品品质嘛。

将生产好的油脂提供给客户，通过他们的眨眼动作将油脂均匀地涂布在角膜上，形成泪膜的最外层。

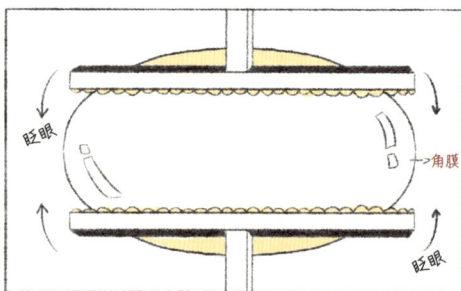

眨眼

眨眼

角膜

高大挺拔

放出油脂!

我们就是在这里工作的。

睑板腺

眼球

角膜

闭眼时挤压出油脂

睁眼时将油脂覆盖在角膜表面

眼球

泪膜

油脂层　水液层　黏蛋白层

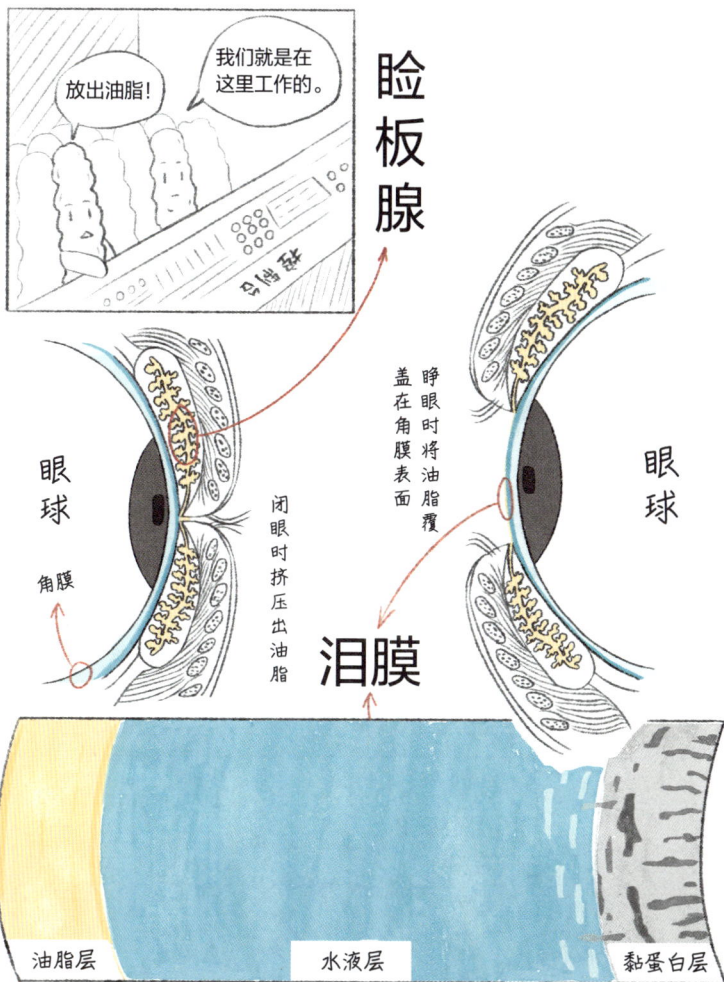

泪膜最表面的油脂层,可以防止里面的泪液蒸发过快,能有效保持角膜的湿润度。

工作时睑板腺部门应
按照要求分成两组。

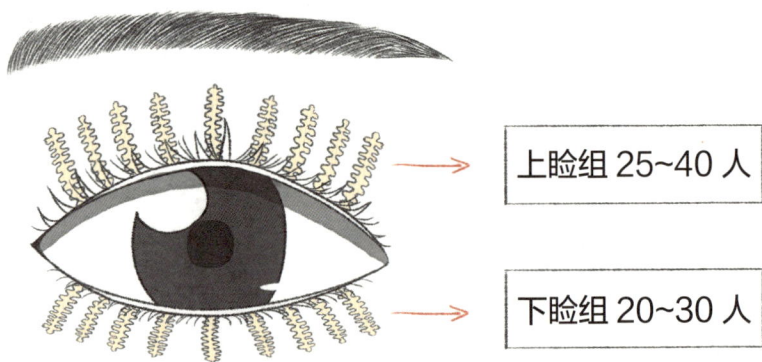

上睑组 25~40 人

下睑组 20~30 人

睑板腺部门工作时的环境温度必须严格控制在
35~37℃。

这次油脂质量
还不错啊！

是呀……

36℃

温度计

针对睑板腺部门的工作性质
特制订相应的考核标准(附件 2)

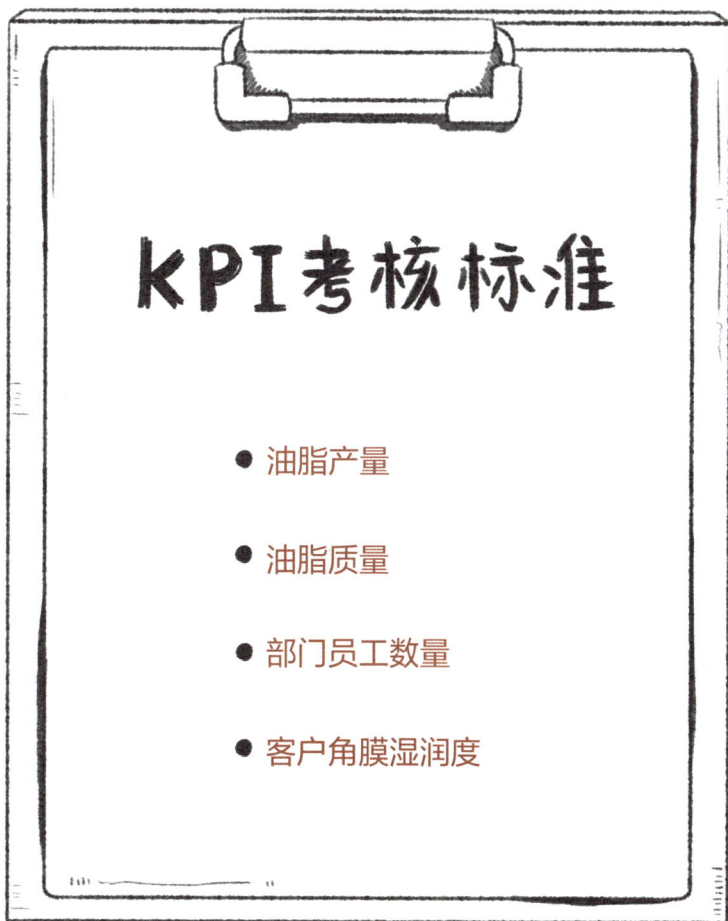

KPI考核标准

- 油脂产量

- 油脂质量

- 部门员工数量

- 客户角膜湿润度

这次我将根据业绩下滑部门名单(附件 3)
拜访一下那些 KPI 不达标的睑板腺部门。

业绩下滑部门名单 (附件 3)

业绩下滑部门	客户性别 / 年龄
睑 14 部	男 /25 岁 （详见档案 01）
睑 25 部	女 /22 岁 （详见档案 02）
睑 31 部	男 /50 岁 （详见档案 03）
睑 49 部	女 /53 岁 （详见档案 04）

• 游戏玩家的疑惑 •

档案01

客户基本情况： XXX

男

25 岁

客户情况分析： 游戏狂热爱好者

睡眠质量差

经常熬夜

服务部门： 睑 14 部

KPI 未完成项： 油脂产量

角膜湿润度

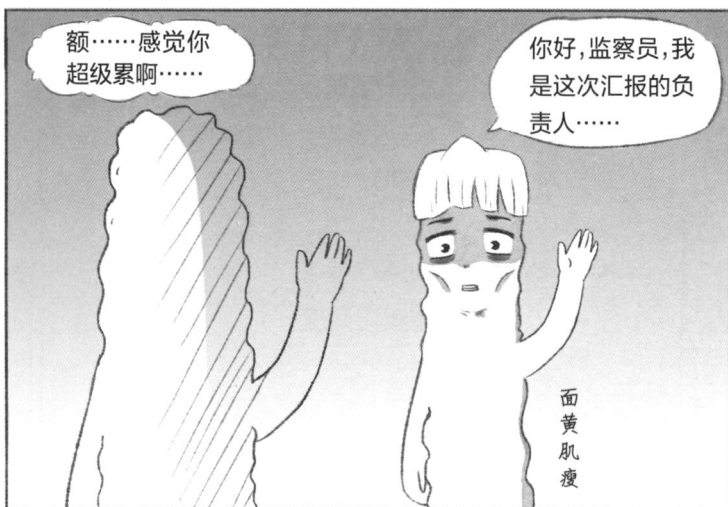

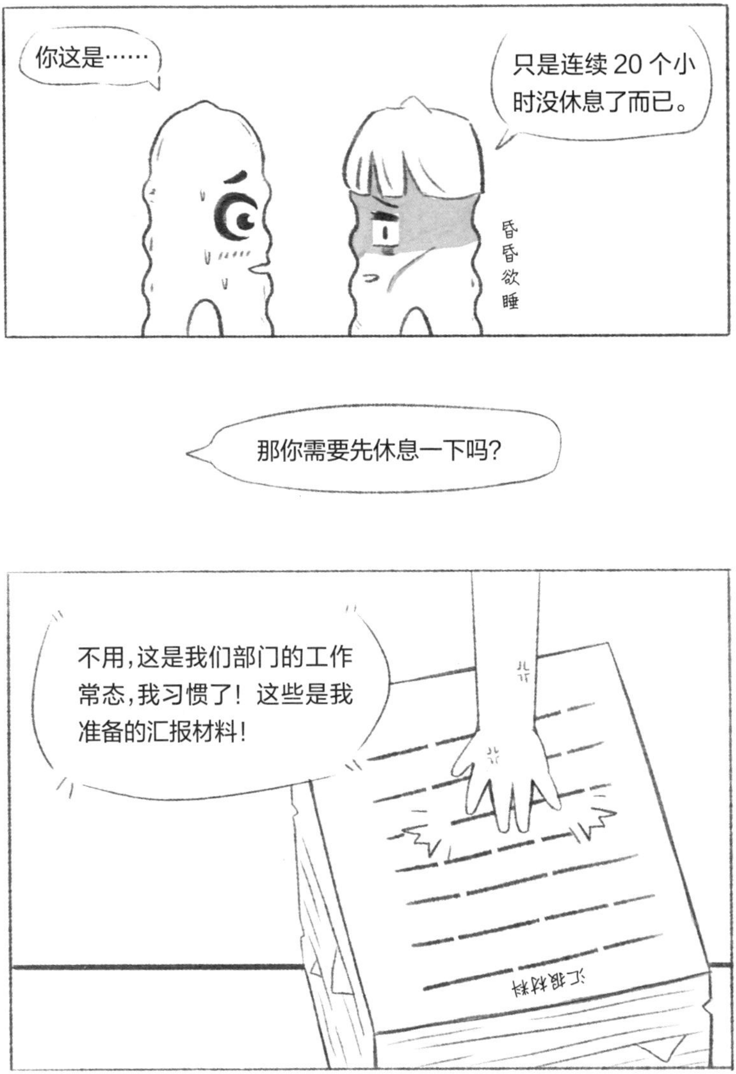

你这是……

只是连续 20 个小时没休息了而已。

昏昏欲睡

那你需要先休息一下吗?

不用,这是我们部门的工作常态,我习惯了!这些是我准备的汇报材料!

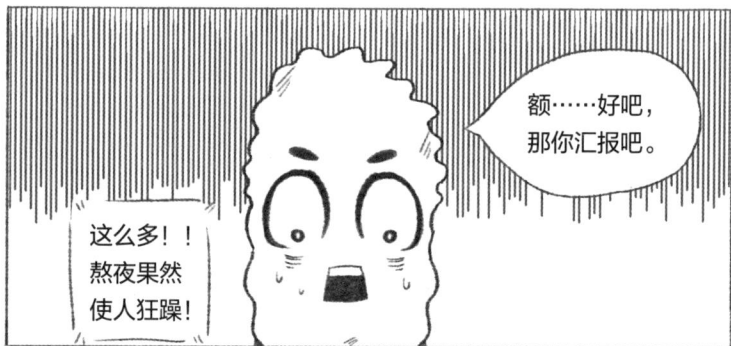

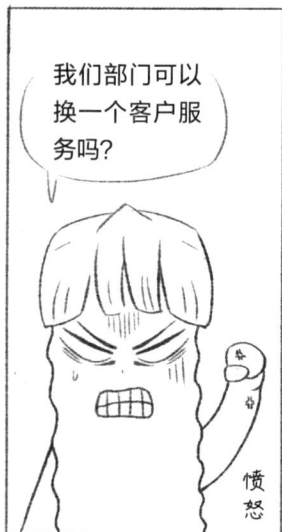

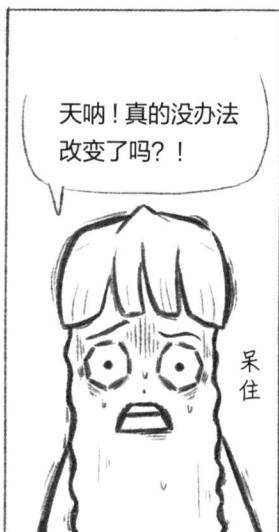

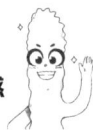

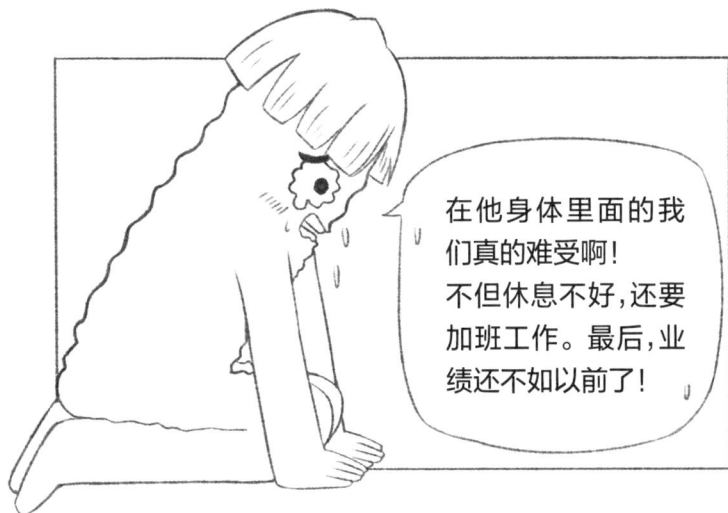

这么多！！熬夜果然使人狂躁！
额……好吧，那你汇报吧。
开始汇报前，我能先问一个问题吗？
我们部门可以换一个客户服务吗？
愤怒
不行，按照规定，要为指定客户服务到底！
天呐！真的没办法改变了吗？！
呆住

客户每天晚上熬夜刷剧、玩游戏,他是开心了,但是……

在他身体里面的我们真的难受啊!不但休息不好,还要加班工作。最后,业绩还不如以前了!

真的好冤啊!

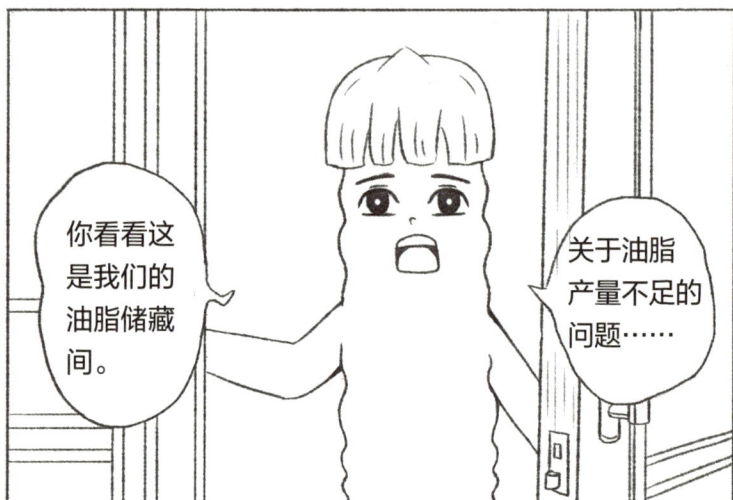

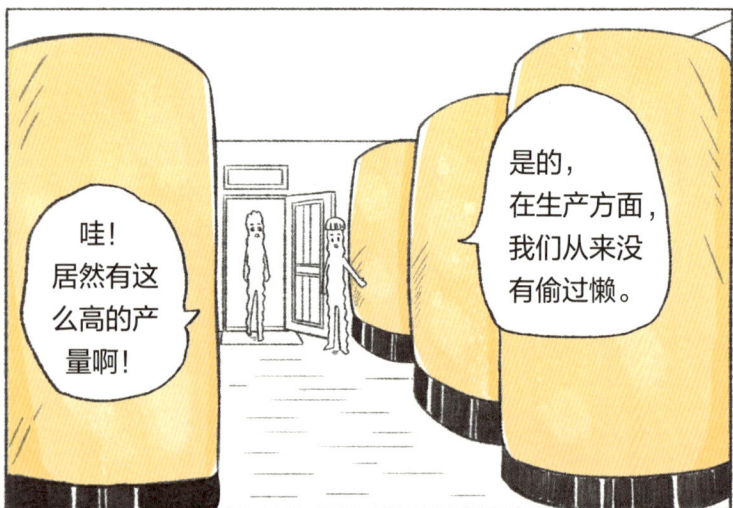

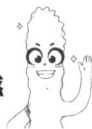

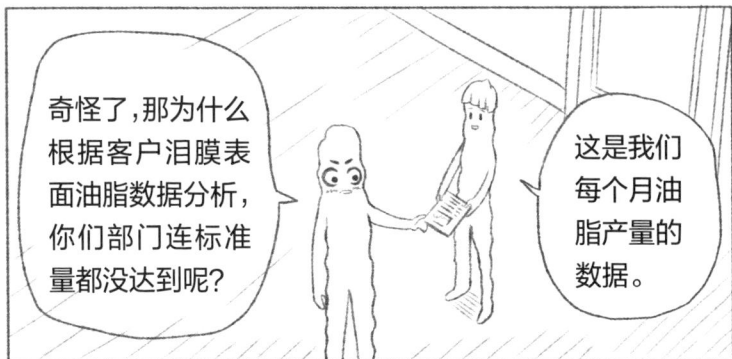

奇怪了，那为什么根据客户泪膜表面油脂数据分析，你们部门连标准量都没达到呢？

这是我们每个月油脂产量的数据。

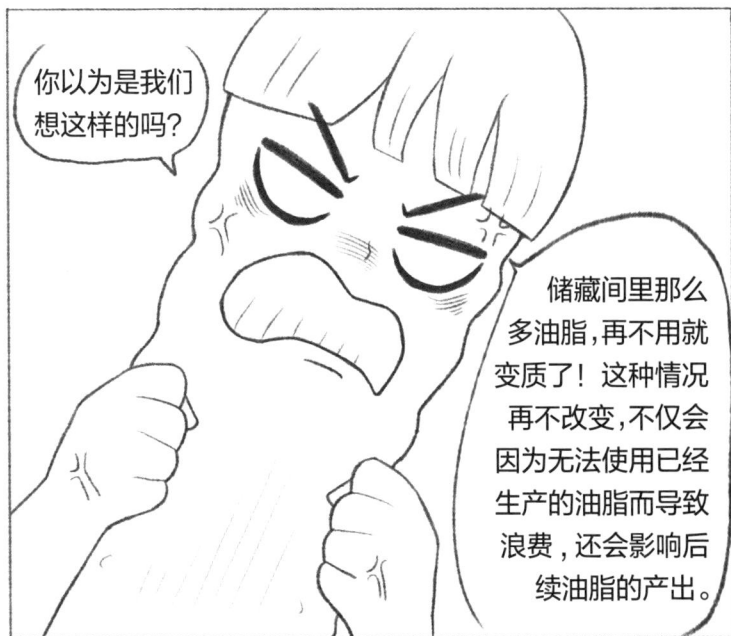

你以为是我们想这样的吗？

储藏间里那么多油脂，再不用就变质了！这种情况再不改变，不仅会因为无法使用已经生产的油脂而导致浪费，还会影响后续油脂的产出。

我们已经非常努力工作了，但是这个客户，他很少眨眼啊！

啥？？？

呆萌

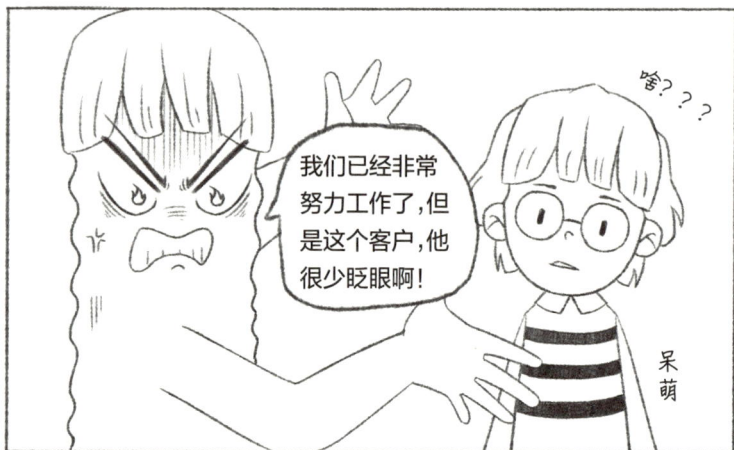

目不转睛且认真的我超帅的！

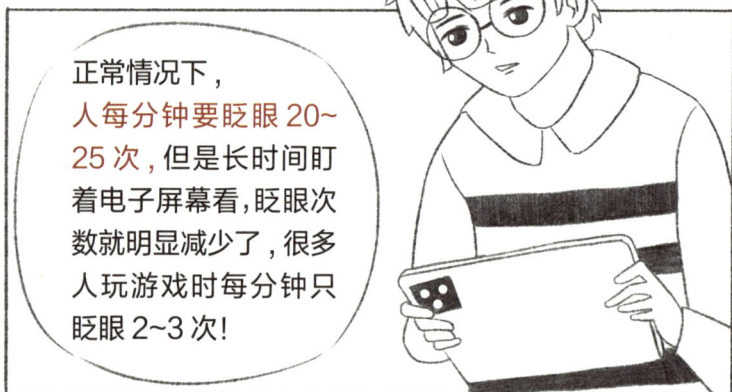

正常情况下，人每分钟要眨眼20~25次，但是长时间盯着电子屏幕看，眨眼次数就明显减少了，很多人玩游戏时每分钟只眨眼2~3次！

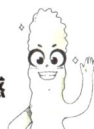

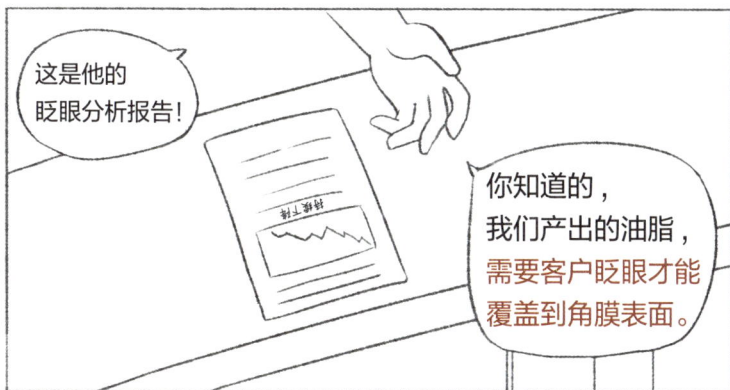

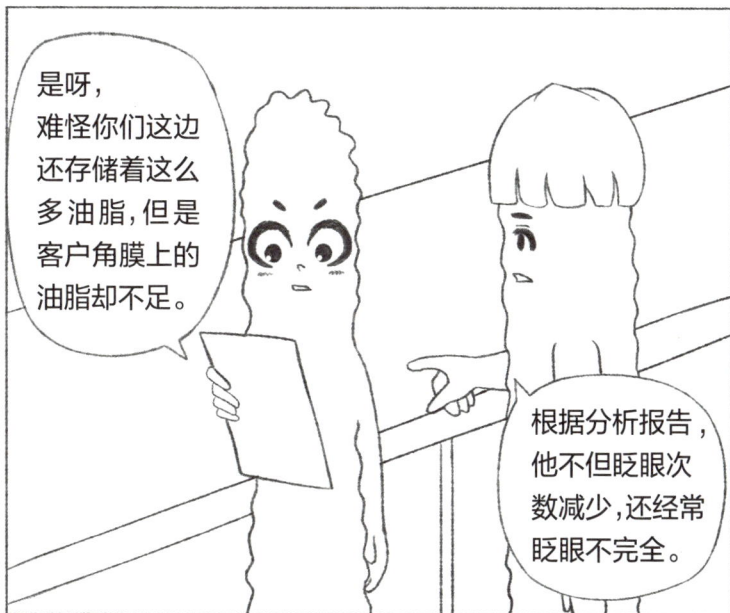

上眼睑 眨眼 **下眼睑** 眨眼 角膜 完全闭合 睁开

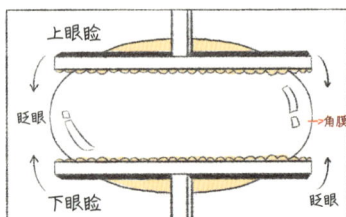

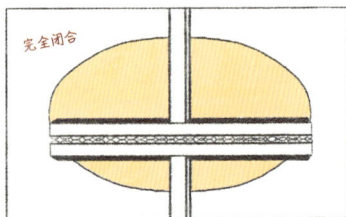

一次**正常的眨眼**，上、下眼睑应该完全闭合，这样油脂才能完全覆盖到角膜表面。

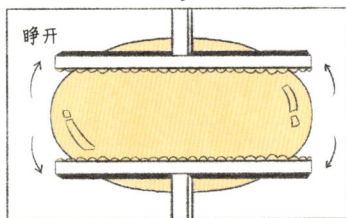

但是他眨眼时，上、下眼睑并没有完全闭合啊！

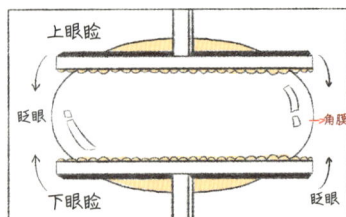

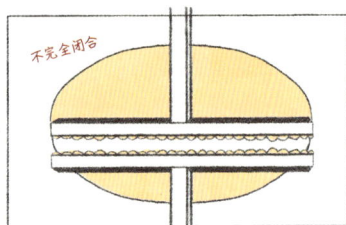

上眼睑 眨眼 **下眼睑** 眨眼 角膜 不完全闭合 睁开

不完全闭合

将导致油脂根本无法完全覆盖到角膜表面！

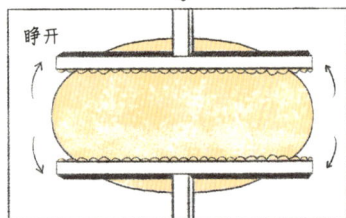

16

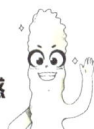

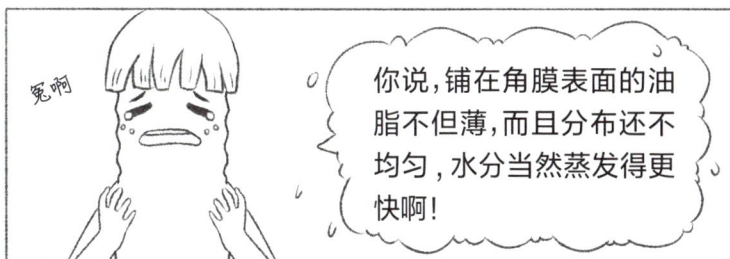

冤啊

你说,铺在角膜表面的油脂不但薄,而且分布还不均匀,水分当然蒸发得更快啊!

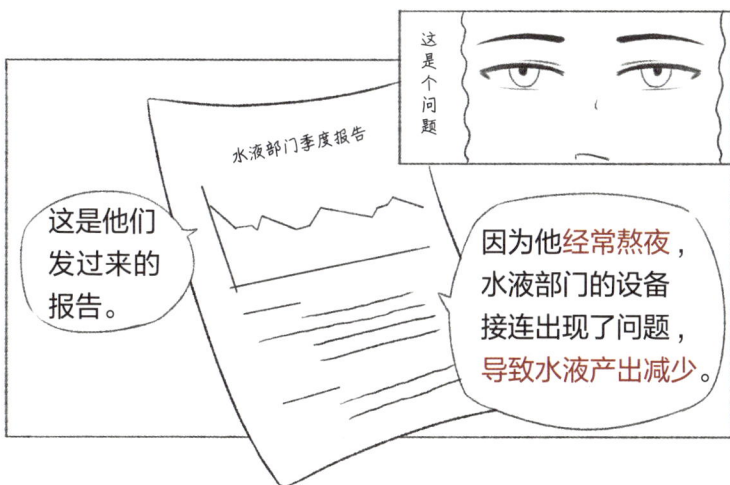

这是个问题

水液部门季度报告

这是他们发过来的报告。

因为他经常熬夜,水液部门的设备接连出现了问题,导致水液产出减少。

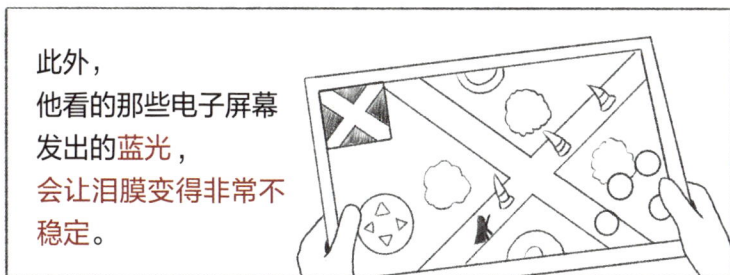

此外,他看的那些电子屏幕发出的蓝光,会让泪膜变得非常不稳定。

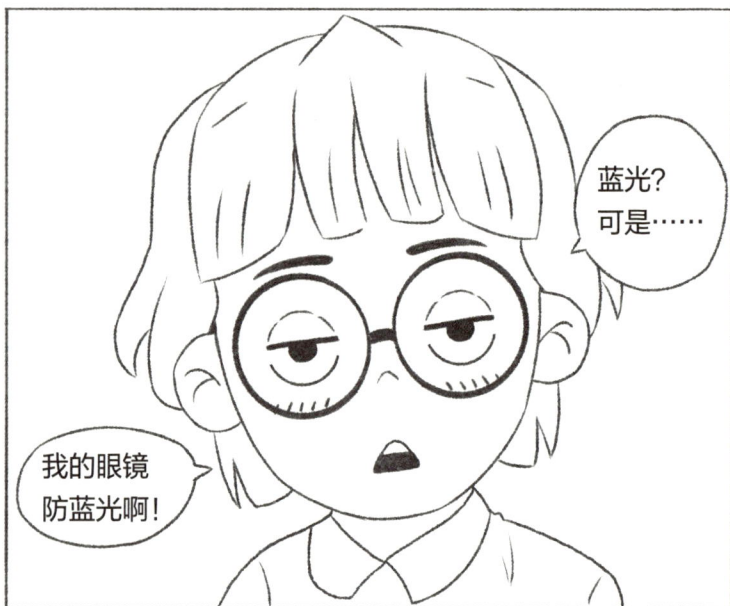

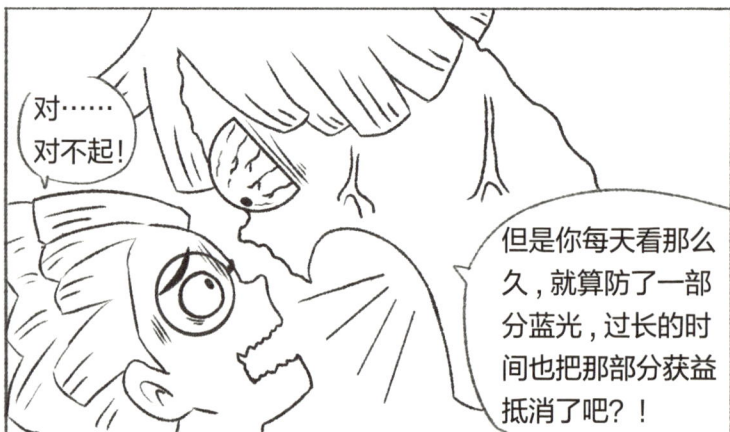

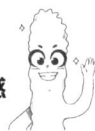

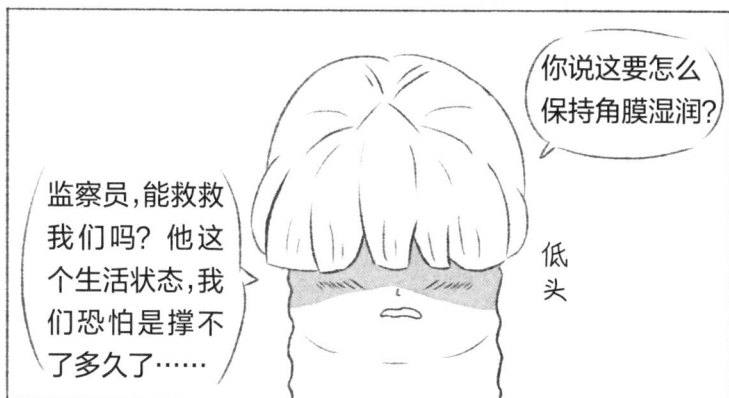

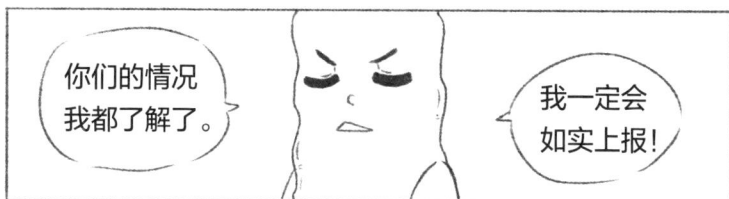

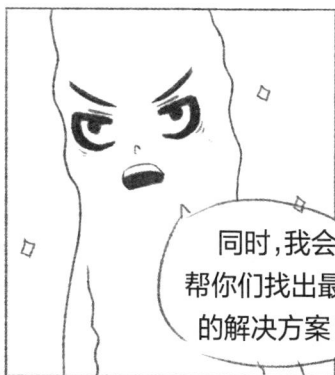

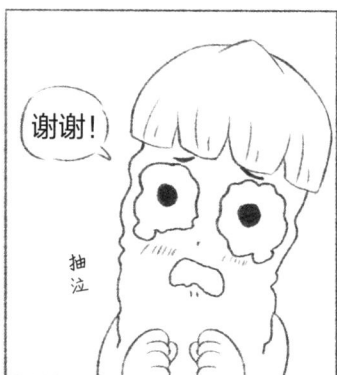

美丽的代价

档案02

客户基本情况：XX

女

22 岁

客户情况分析：美妆穿搭博主

彩色隐形眼镜狂热爱好者

服务部门：睑 25 部

KPI 未完成项：油脂产量

油脂质量

人员数量

角膜湿润度

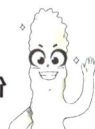

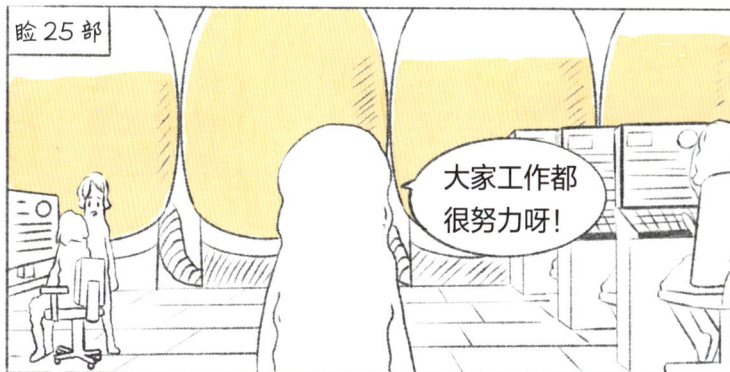

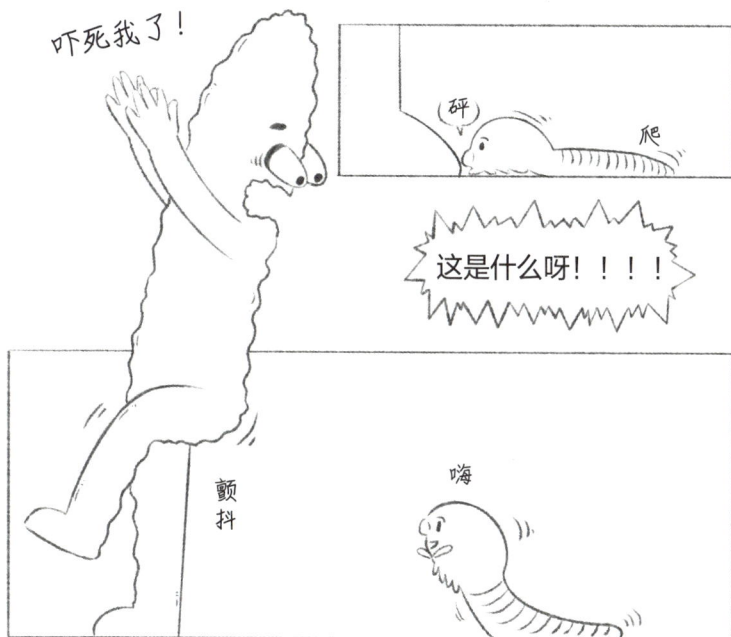

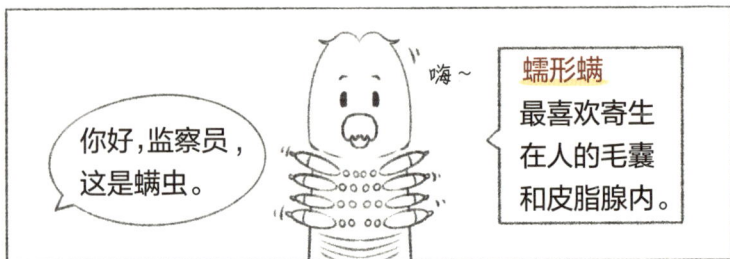

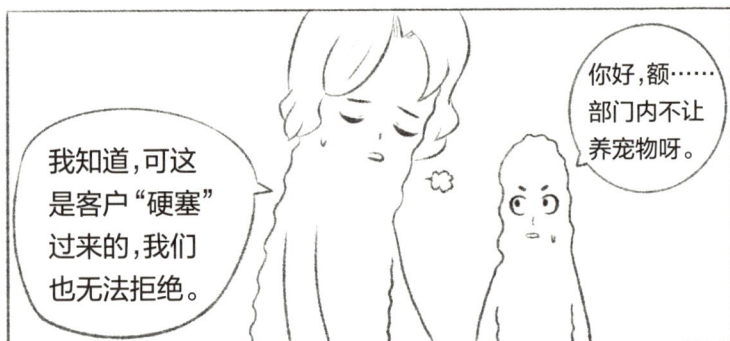

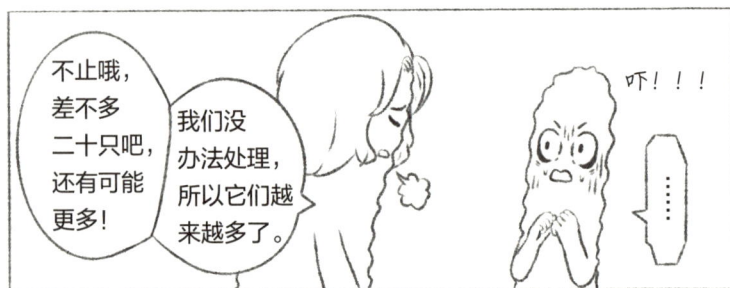

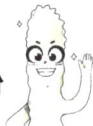

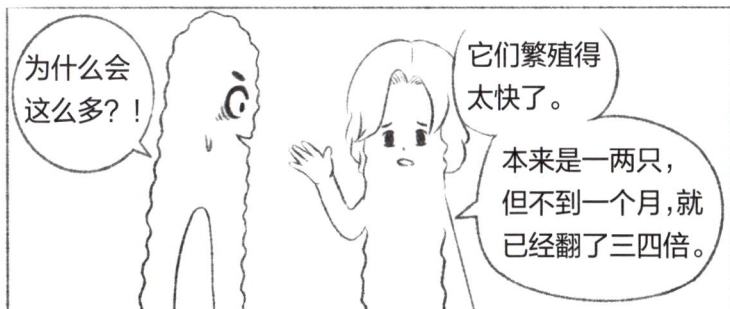

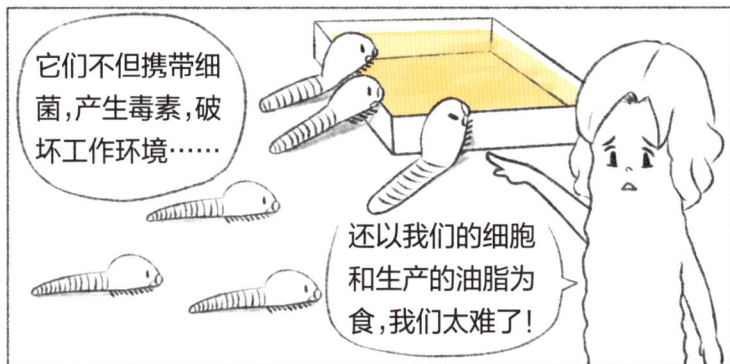

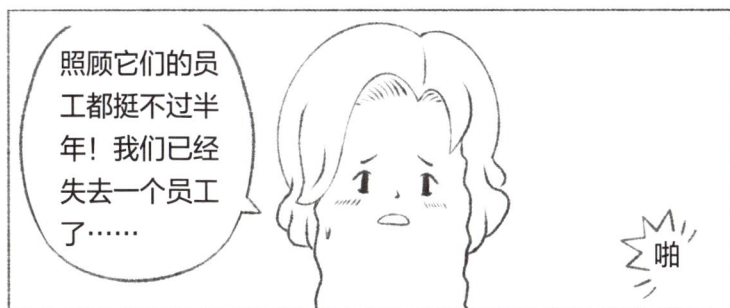

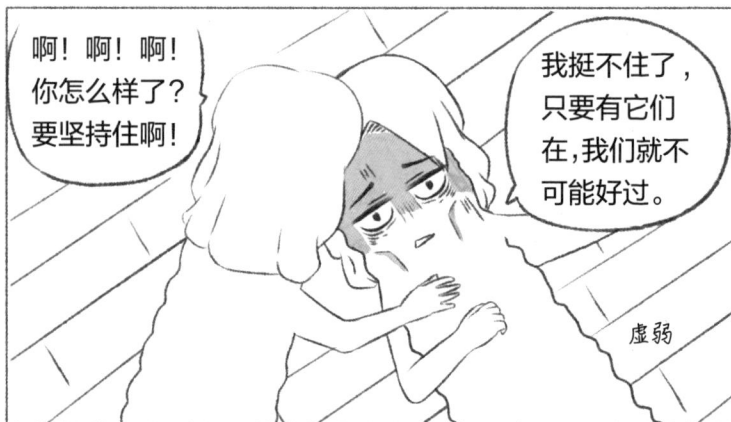

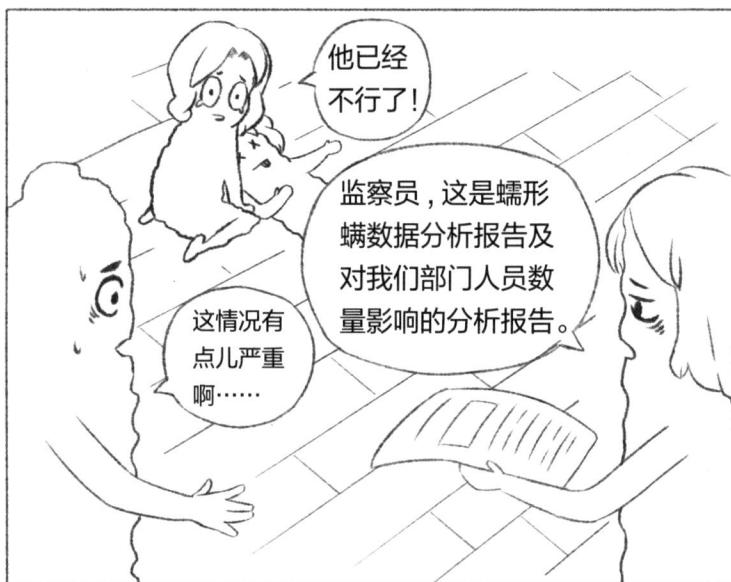

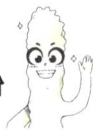

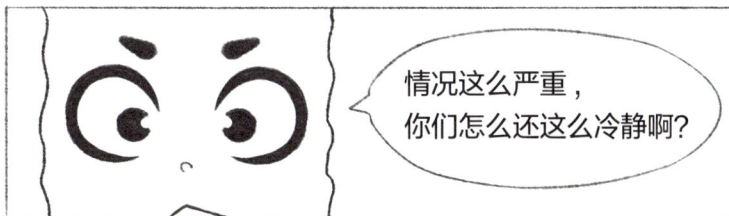

情况这么严重，
你们怎么还这么冷静啊？

开始时是挺慌的，
但是没办法呀。

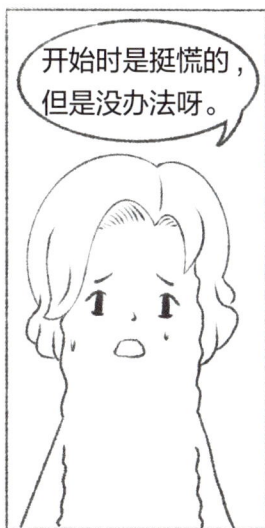

不借助外部干预，
我们没办法消灭它们，
只能这么养着。

嘿~

无语

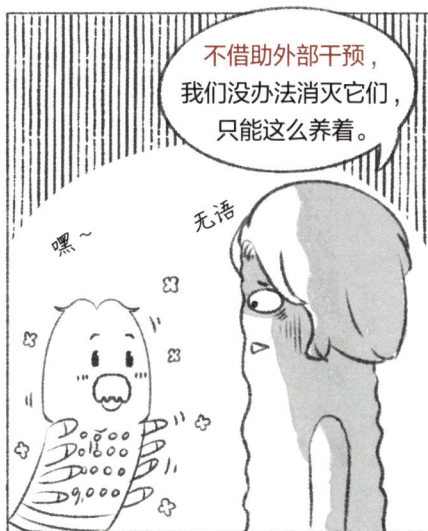

我们已经麻木了，
化妆品里面的油脂
本身就很容易滋生螨虫，客户
这样反复化妆，还戴彩色隐形眼镜，
对我们来说简直是难上加难……

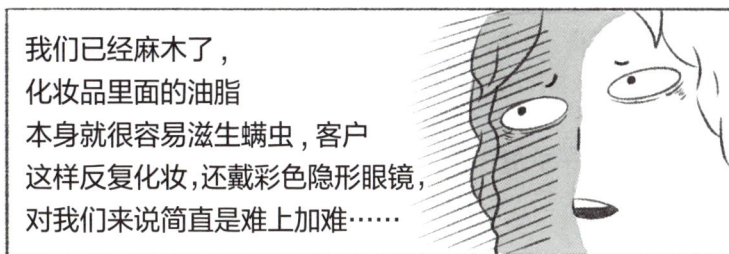

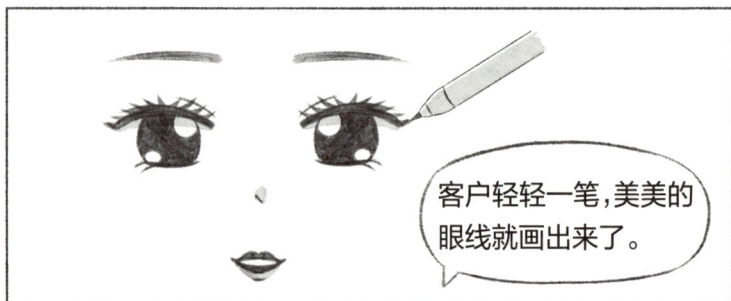

客户轻轻一笔，美美的眼线就画出来了。

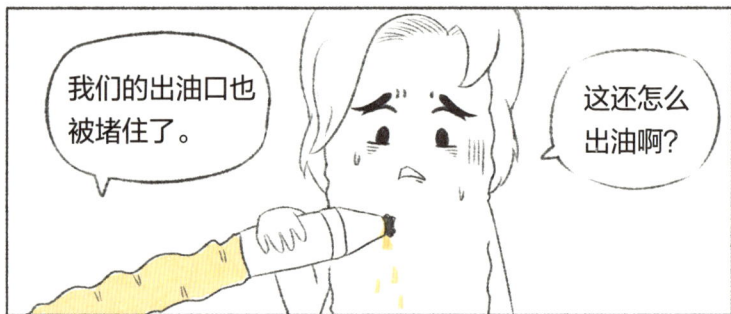

我们的出油口也被堵住了。

这还怎么出油啊？

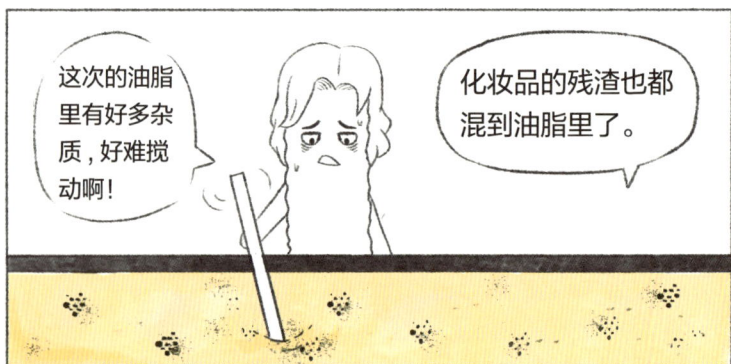

这次的油脂里有好多杂质，好难搅动啊！

化妆品的残渣也都混到油脂里了。

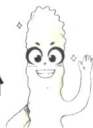

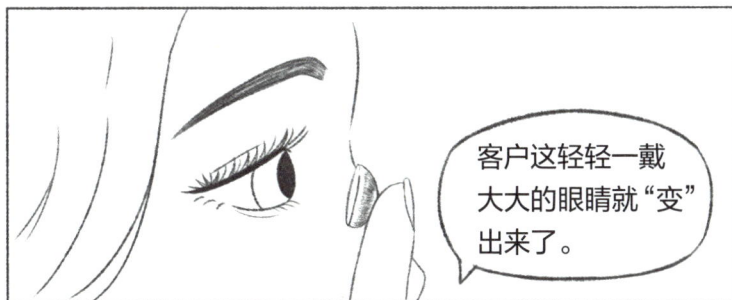

客户这轻轻一戴大大的眼睛就"变"出来了。

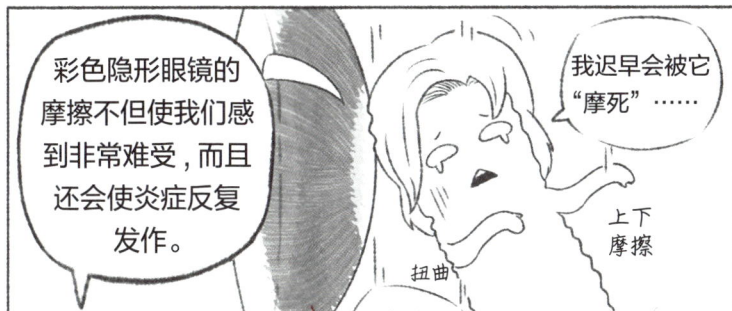

彩色隐形眼镜的摩擦不但使我们感到非常难受，而且还会使炎症反复发作。

我迟早会被它"摩死"……

上下摩擦

扭曲

彩色隐形眼镜

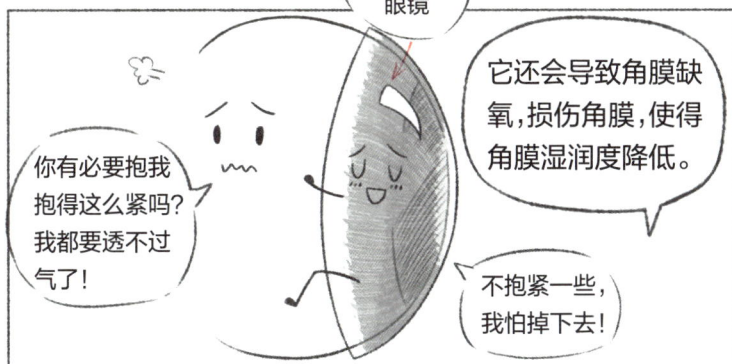

它还会导致角膜缺氧，损伤角膜，使得角膜湿润度降低。

你有必要抱我抱得这么紧吗？我都要透不过气了！

不抱紧一些，我怕掉下去！

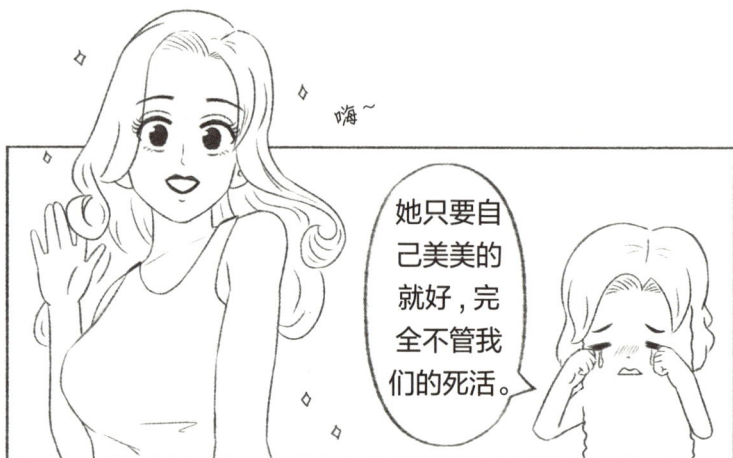

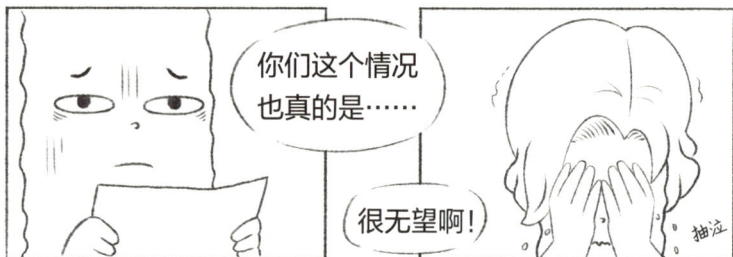

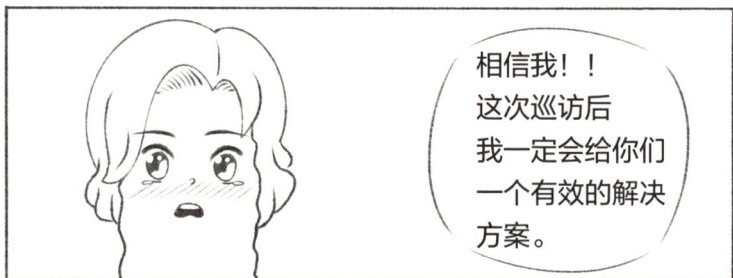

· "三高"与睑板腺 ·

档案 03

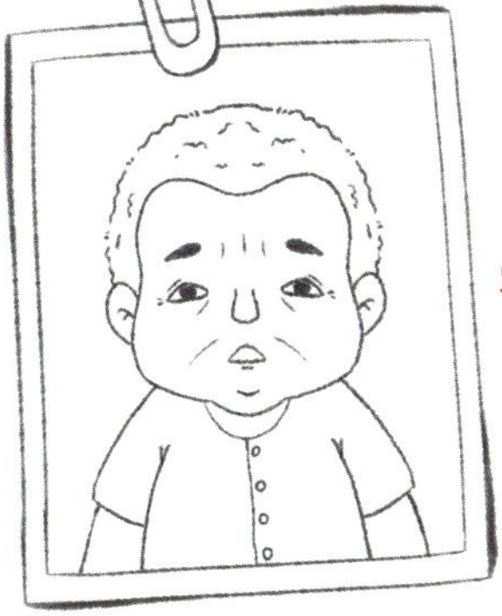

客户基本情况： XX

男

50 岁

客户情况分析： 高血脂

高尿酸

高体重

服务部门： 睑 31 部

KPI 未完成项： 油脂质量

角膜湿润度

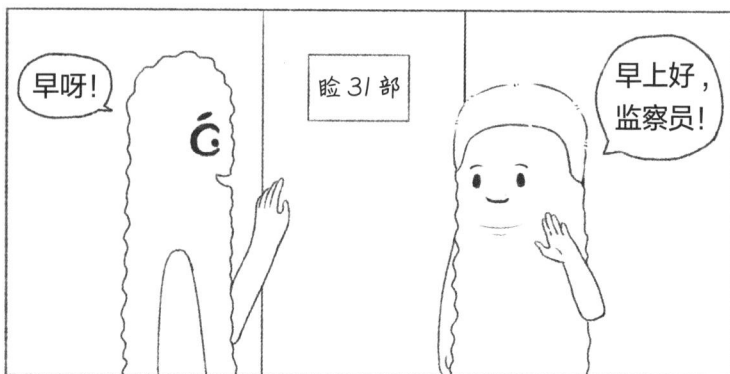

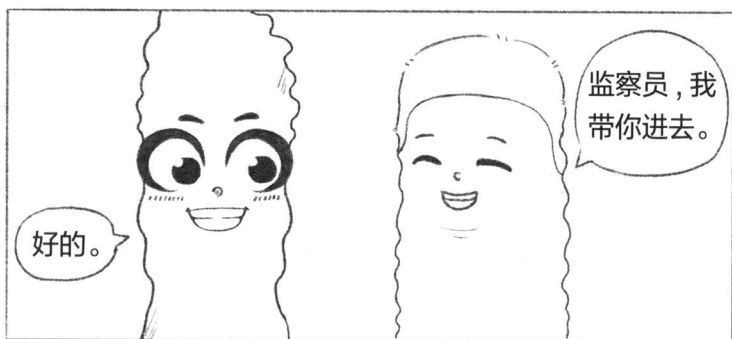

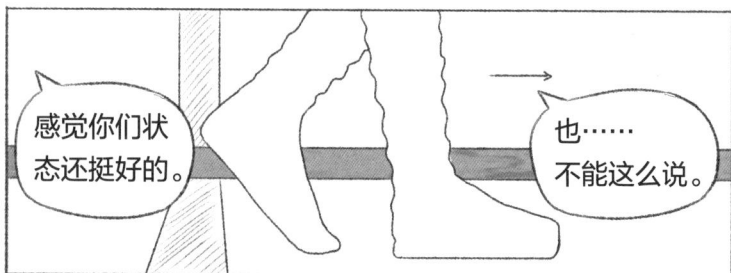

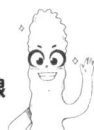

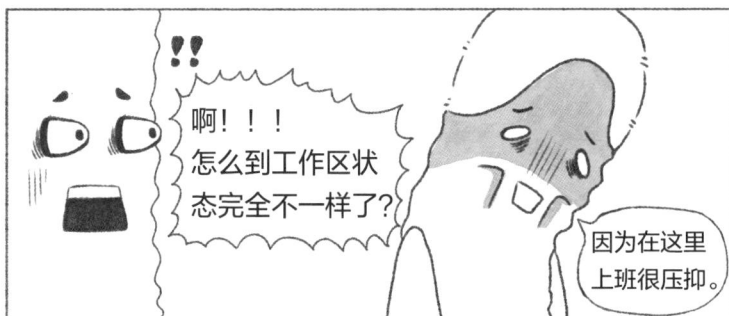

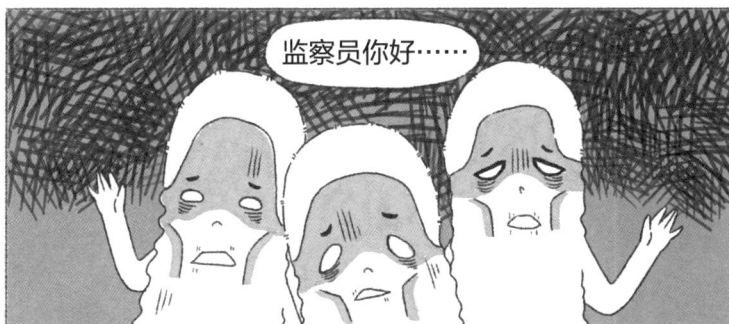

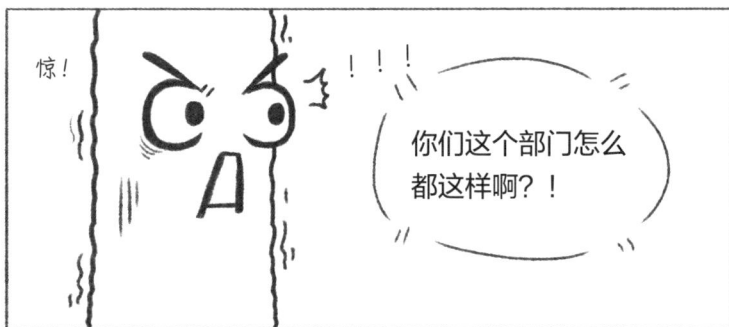

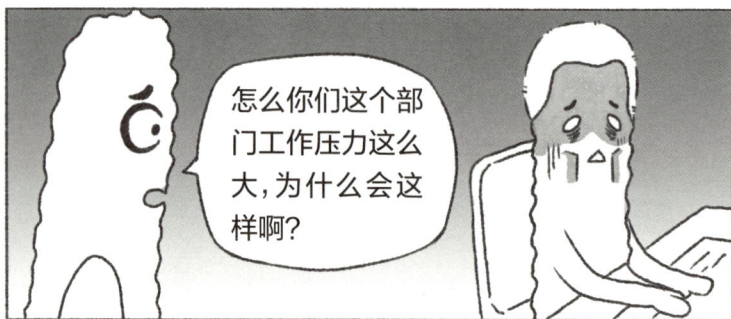

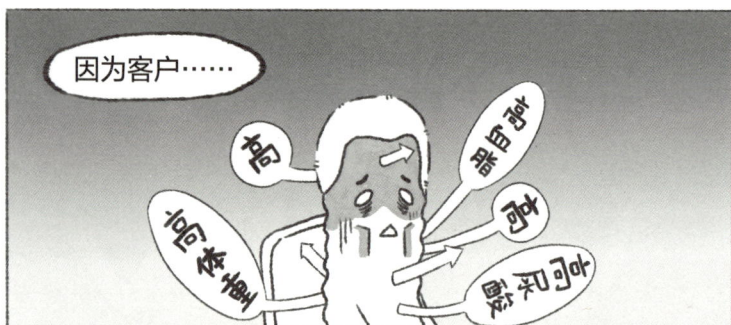

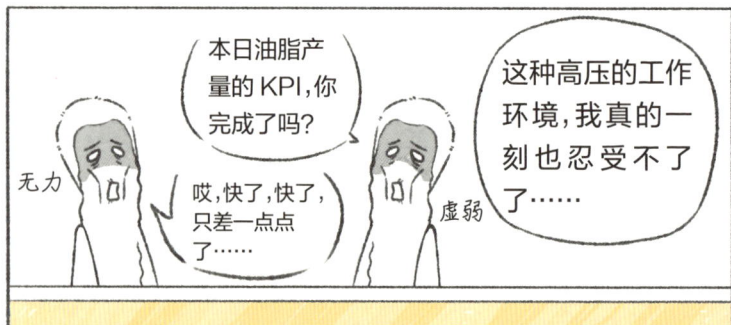

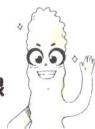

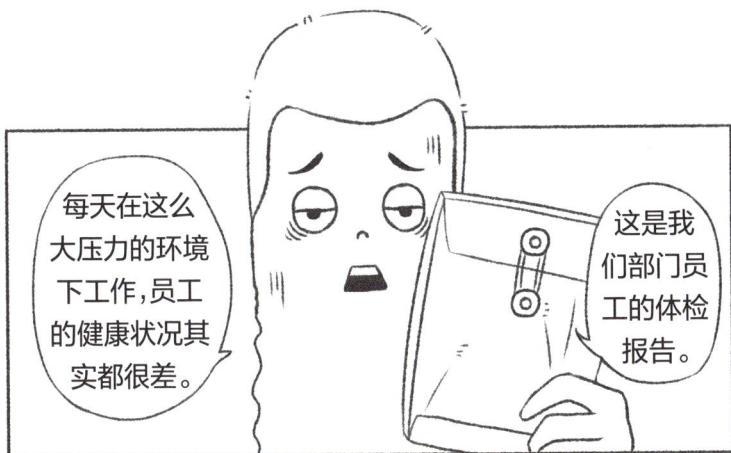

每天在这么大压力的环境下工作,员工的健康状况其实都很差。

这是我们部门员工的体检报告。

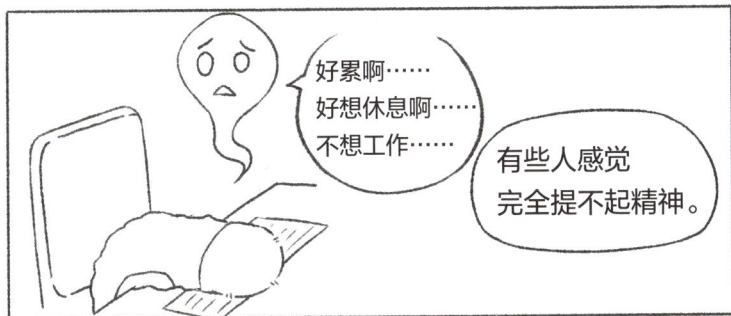

好累啊……
好想休息啊……
不想工作……

有些人感觉完全提不起精神。

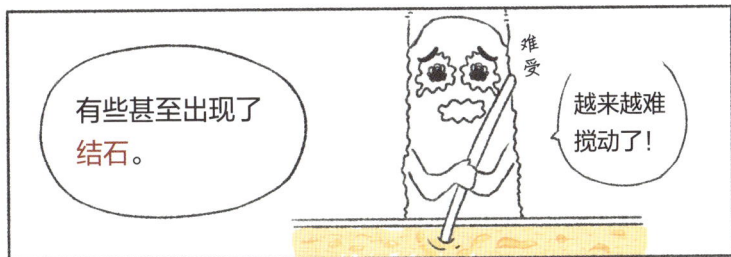

有些甚至出现了结石。

难受

越来越难搅动了!

生产油脂的原材料里，总胆固醇、甘油三酯和低密度脂蛋白的含量都升高了。

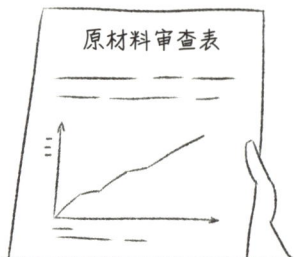

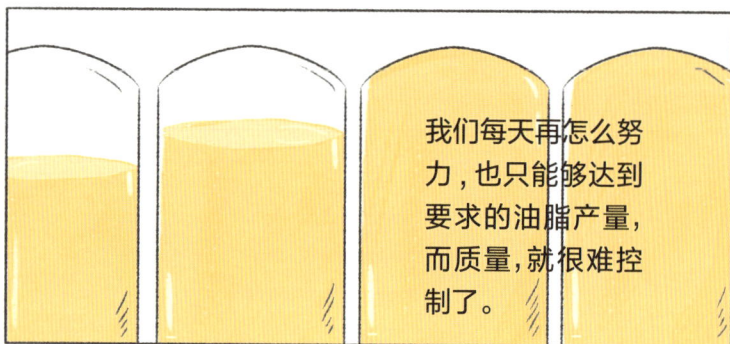

原材料审查表

我们每天再怎么努力，也只能够达到要求的油脂产量，而质量，就很难控制了。

没办法！用质量这么差的原材料，我们也无法生产出质量合格的油脂呀！

油脂质量越来越差了……

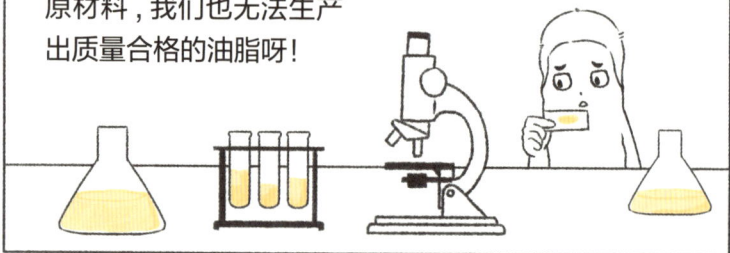

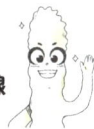

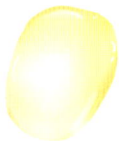

正常情况下,我们生产的油脂应该如橄榄油一般清亮、透明。

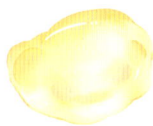

如果有杂质或其他物质混入其中,油脂会慢慢变得混浊。

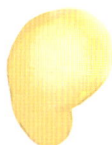

现在因为原材料的质量问题,生产的油脂黏滞度和熔点都增加了,呈颗粒状。

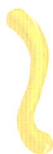

最后变成牙膏状,造成严重堵塞,完全无法排出、使用!

油脂质量这么差,哪里还能保证湿润度啊?

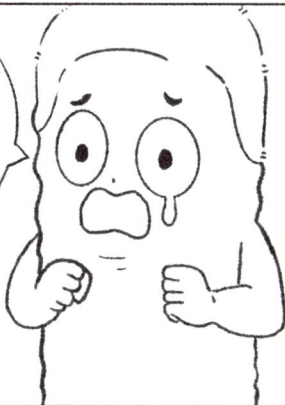

客户的身体情况,短时间内也没办法改变……

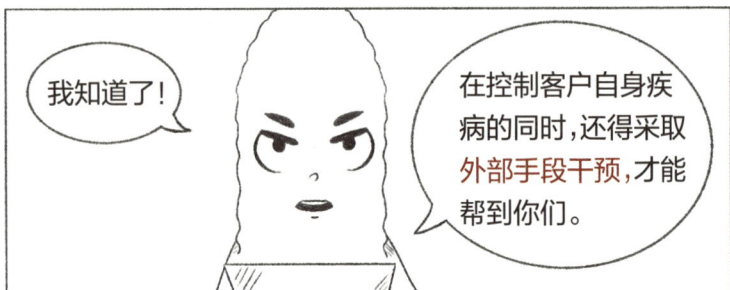

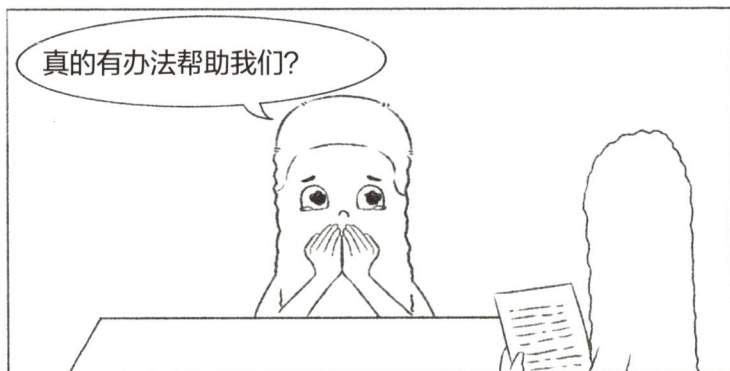

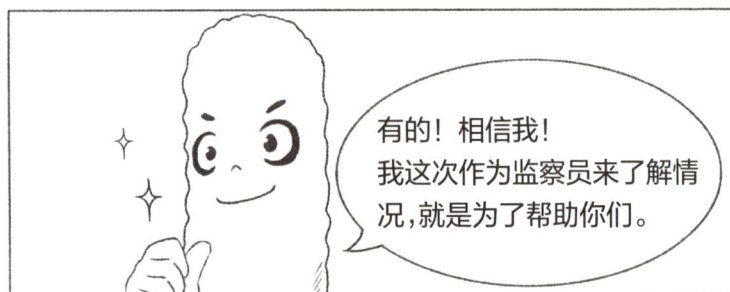

• 更年期的打击 •

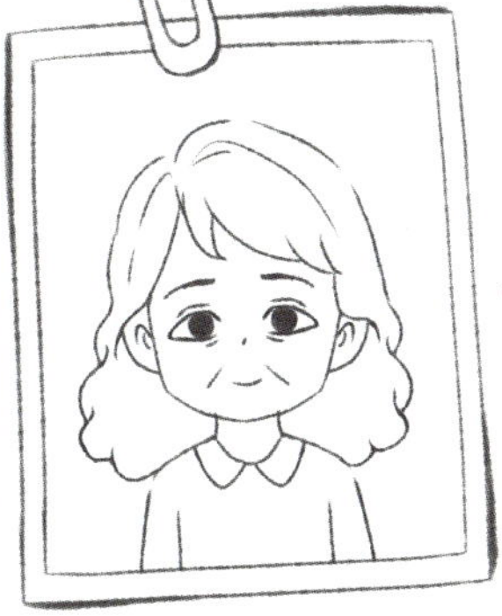

档案 04

客户基本情况：XXX

女

53 岁

客户情况分析：更年期

服务部门：睑 49 部

KPI 未完成项：油脂产量

角膜湿润度

睑49部

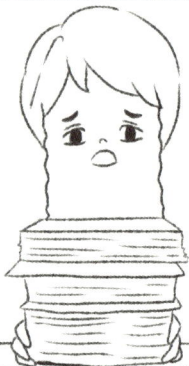

监察员，这是我们过去一年的工作情况报告。

其实一直以来，你们的工作状态都是很好的。

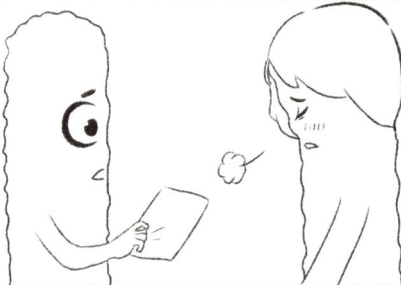

为什么近几个月业绩这么差？

这个……

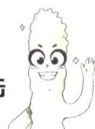

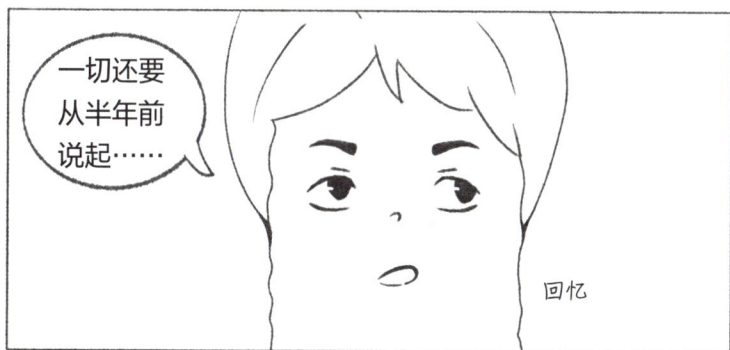

半年前

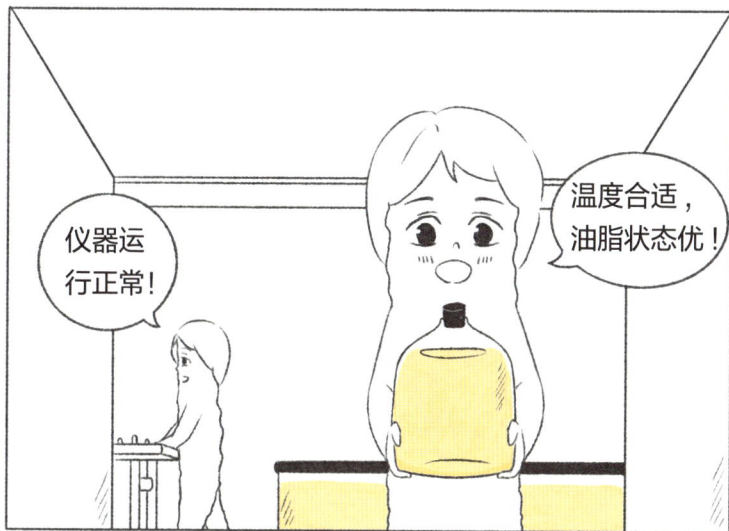

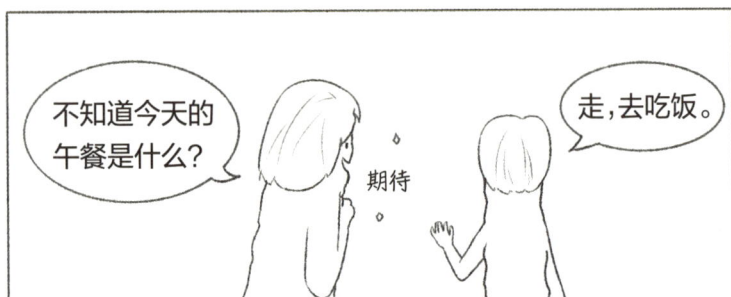

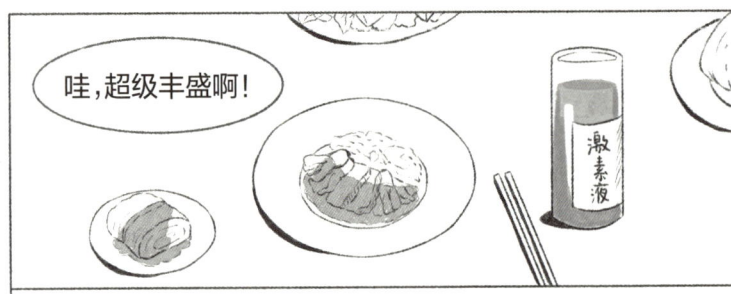

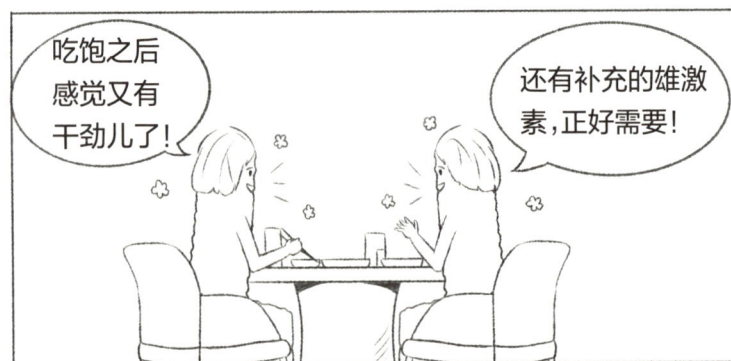

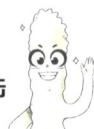

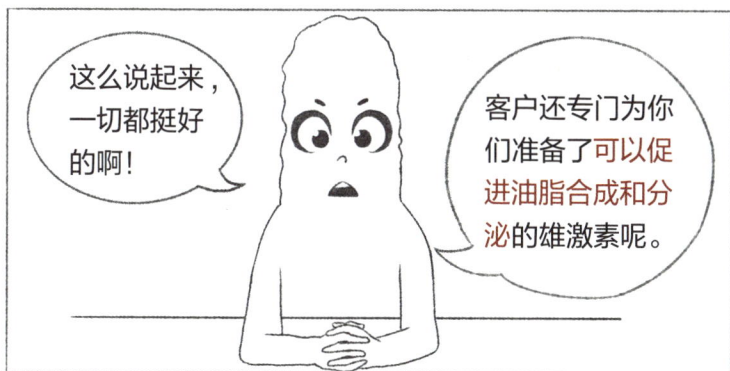

这么说起来，一切都挺好的啊！

客户还专门为你们准备了可以促进油脂合成和分泌的雄激素呢。

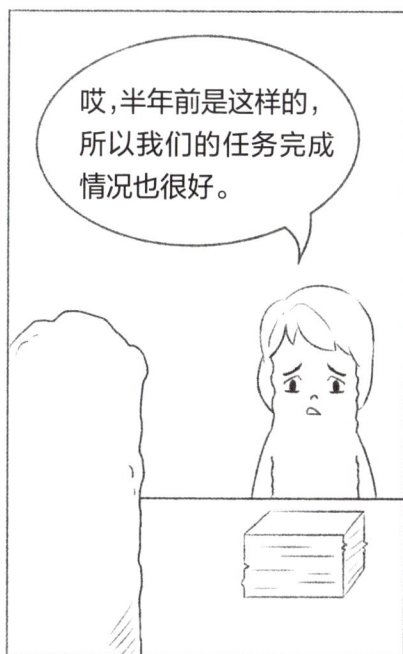

哎，半年前是这样的，所以我们的任务完成情况也很好。

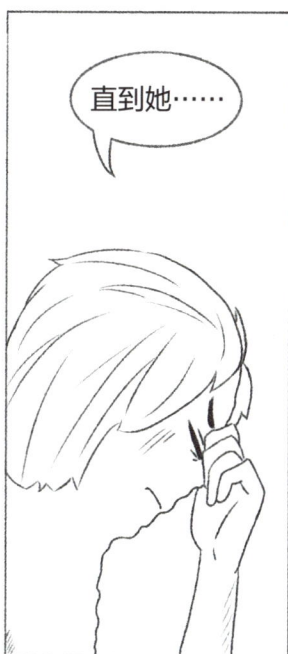

直到她……

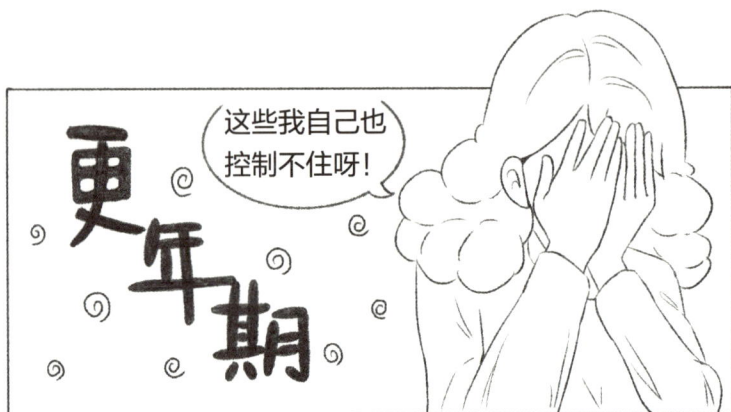

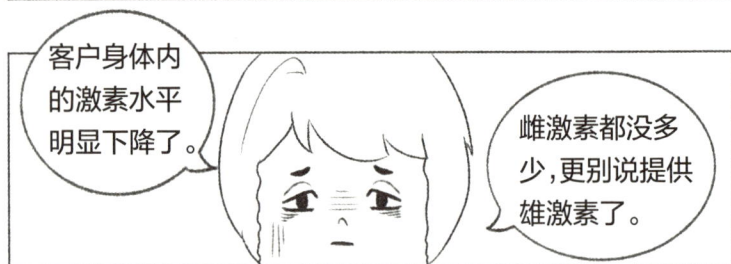

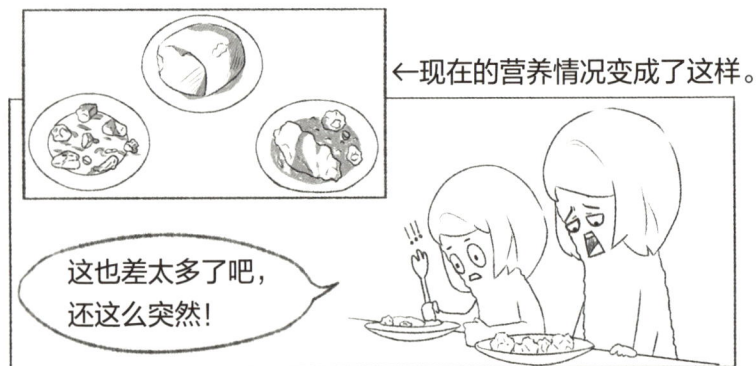

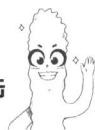

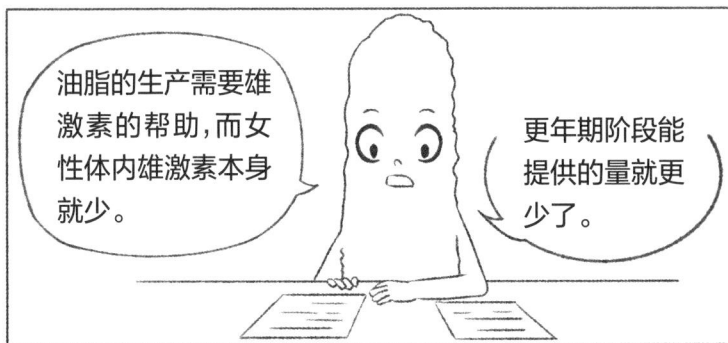

油脂的生产需要雄激素的帮助,而女性体内雄激素本身就少。

更年期阶段能提供的量就更少了。

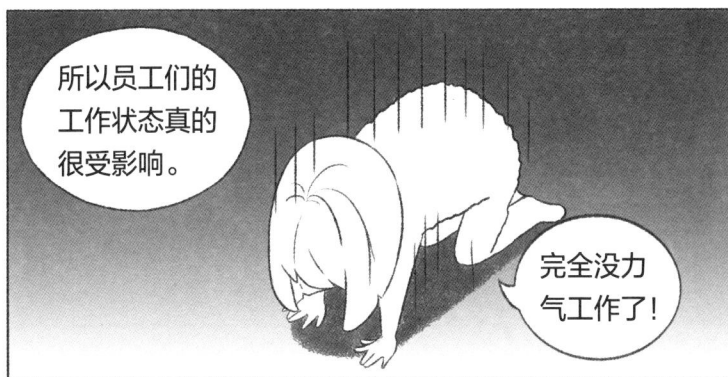

所以员工们的工作状态真的很受影响。

完全没力气工作了!

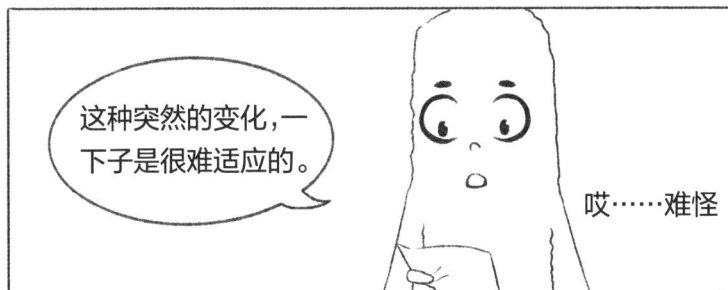

这种突然的变化,一下子是很难适应的。

哎……难怪

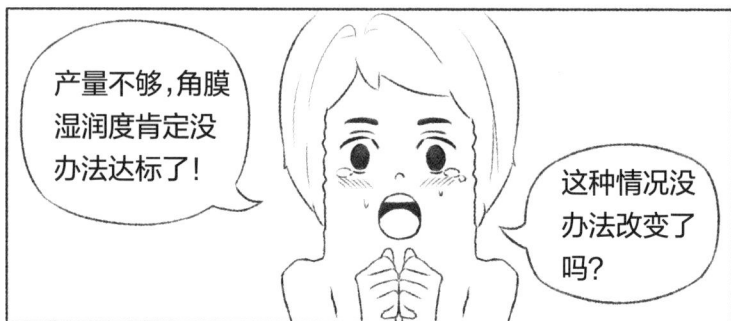

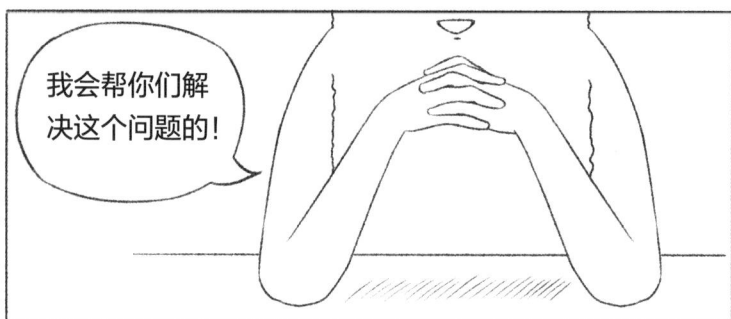

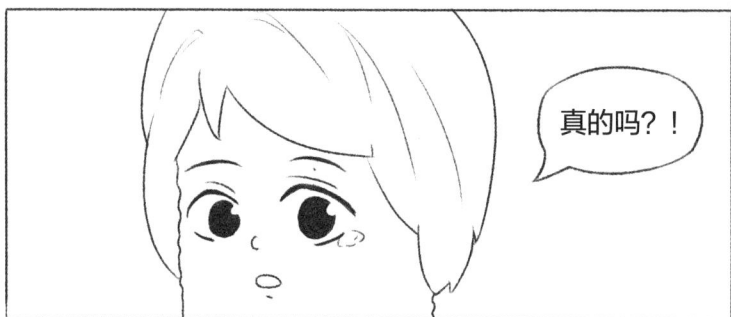

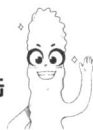

监察部

请进！

咚咚咚

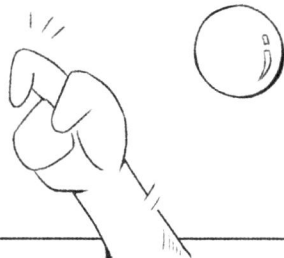

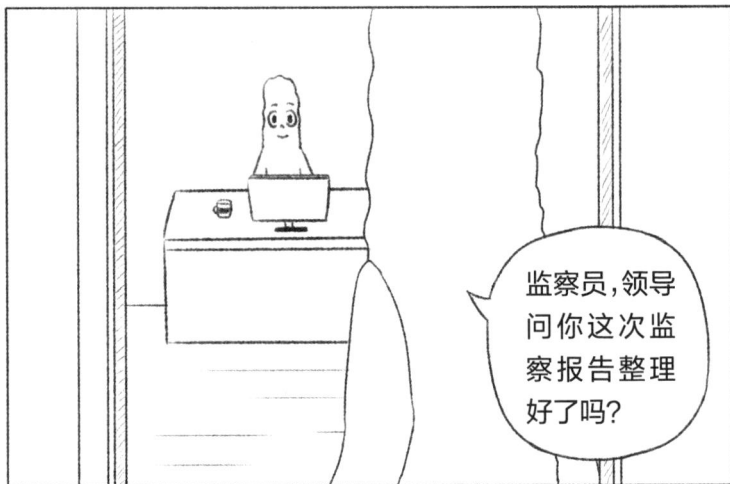

监察员,领导问你这次监察报告整理好了吗?

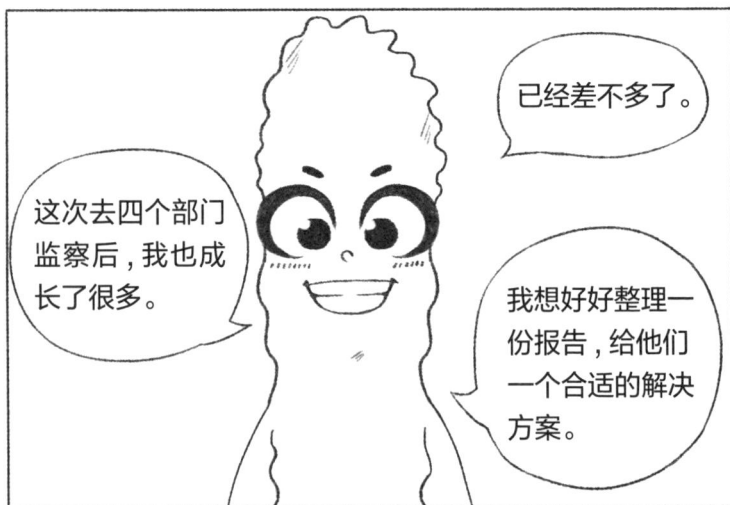

已经差不多了。

这次去四个部门监察后,我也成长了很多。

我想好好整理一份报告,给他们一个合适的解决方案。

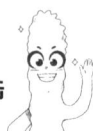

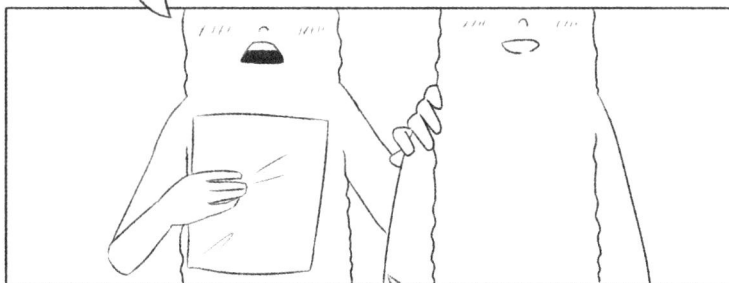

好的，这样也能好好改善他们的现状。

期待你的报告哟！

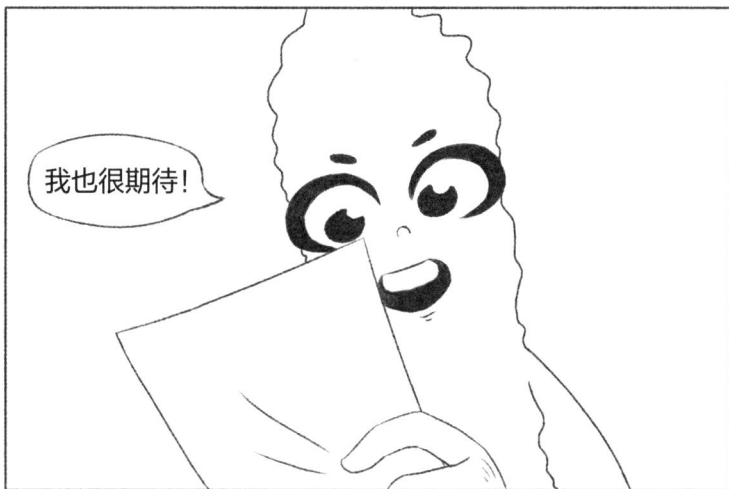

我也很期待！

监察巡访报告

接上级通知,本次共对以下四个睑板腺部门进行相关工作巡访。巡访中,了解到部门服务主体的具体情况及部门相关工作情况,并对导致部门业绩不良的原因进行了客观分析。

巡访内容	部门			
	睑 14 部	睑 25 部	睑 31 部	睑 49 部
客户性别和年龄	男 25 岁	女 22 岁	男 50 岁	女 53 岁
客户基本情况	熬夜 电子控	美妆 彩色隐形眼镜	高血脂 高尿酸 高体重	更年期
不达标项目	油脂产量↓ 角膜湿润度 ×	油脂产量↓ 油脂质量↓ 人员数量↓ 角膜湿润度×	油脂质量↓ 角膜湿润度 ×	油脂产量↓ 角膜湿润度×
诱发因素	长时间接触蓝光 眨眼不完全	蠕形螨 缺氧 环境污染	代谢性疾病	激素分泌↓ 动能不足

注:↓表示下降; × 表示差

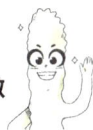

针对调查结果及不同诱发因素,特制订以下整改方案。

热敷

部门生产的正常油脂,在 32℃即可融解,但质量不合格的病理性油脂则需要在 37℃以上才能融解。使用 40~45℃恒定温度的热敷眼罩,热敷 10~15 分钟,可以有效融解部门内部的质量不合格油脂,使之能更好地排出。

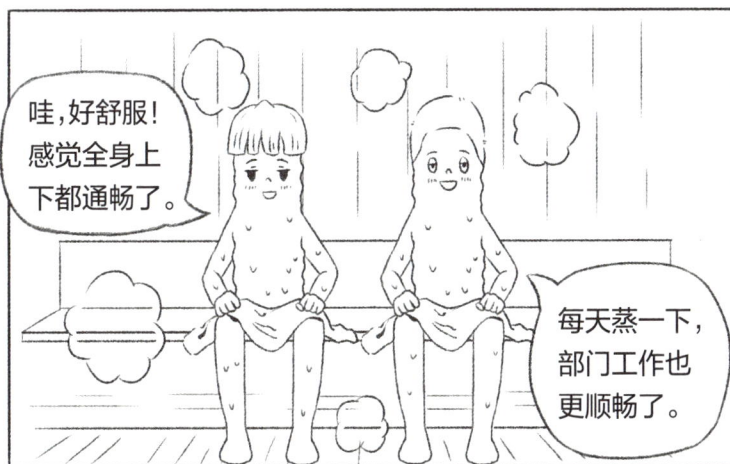

对于油脂产量和质量不达标的部门,可每日使用此方法护理,犹如蒸桑拿,能让油脂有效排出至角膜,保持角膜的湿润度。坚持 2~3 个月,油脂质量一定会越来越好。

眨眼操

针对服务客户存在眨眼不达标的情况，除了热敷，建议配合进行体操（眨眼操）锻炼，借助外力帮助油脂更规范地排出，并完全覆盖至角膜表面。

眨眼操的步骤：睁开双眼 2 秒 → 轻闭双眼 2 秒 → 用力闭双眼 2 秒。

眨眼操的频率：以上动作为 1 组，每次做 15~20 组，每天做 3 次或更多。

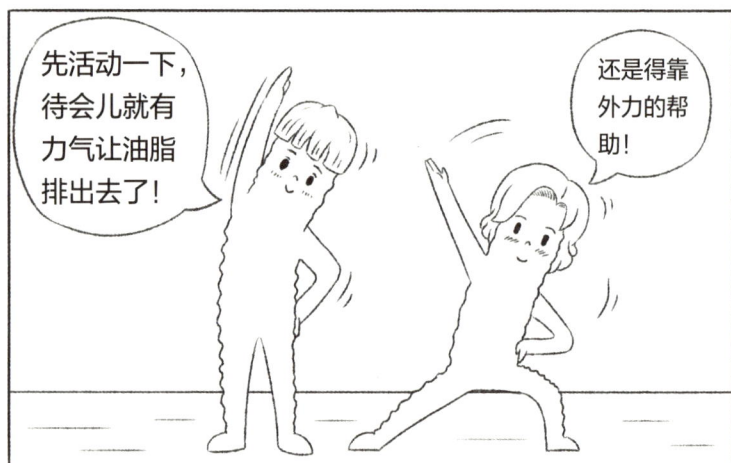

严格落实部门员工每日体操锻炼计划，鼓励大家积极运动，从而协助睑板腺内部的油脂更多、更好地排出，有效地提高油脂在角膜的覆盖率。

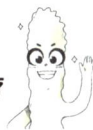

热脉动治疗

　　针对油脂质量差且堵塞严重的情况，单靠员工蒸桑拿和做广播体操已经不能解决问题的，可以进行热脉动治疗。

　　热脉动治疗可以在恒温加热睑板腺的同时给予恰到好处的按摩，帮助已经变性的油脂充分融化和排出，从而有效疏通睑板腺。

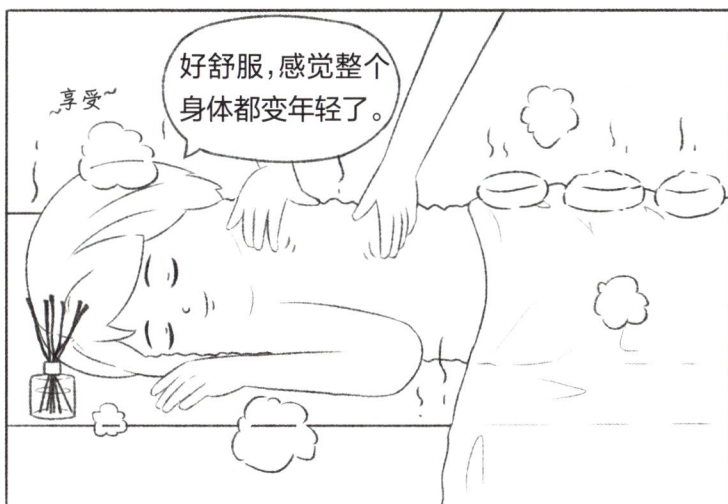

　　热脉动治疗犹如让员工在最舒适的环境内做了一次专业推拿，充分帮助排出体内毒素，恢复自身活力与功能。

强脉冲光治疗

有些部门内部存在炎症及蠕形螨的情况，自身无法干预解决。对此，推荐使用强脉冲光治疗，它是一种复合光，不但可以被血管中的血红蛋白吸收，消除新生血管的生长和炎症；而且能通过光化学作用杀死眼睑中的蠕形螨和细菌。做强脉冲光治疗时，眼睑温度会升高，起到热敷的作用，配合睑板腺按摩，可以达到更好的治疗效果。

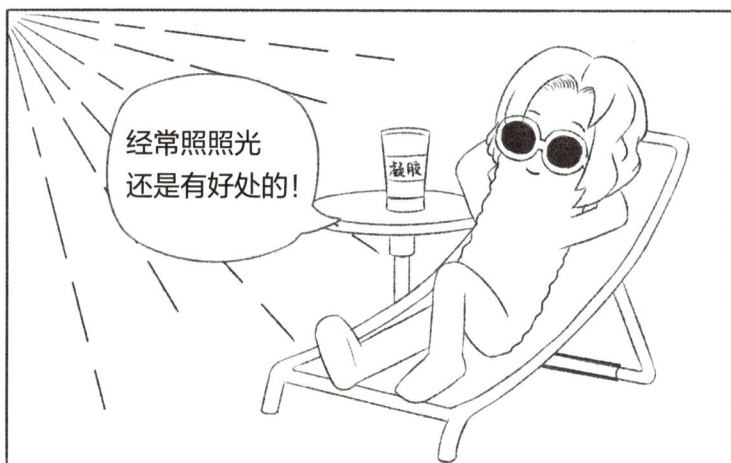

经常照照光还是有好处的！

强脉冲光治疗犹如给员工做了一次日光浴，让他们多晒晒"太阳"。被不同频率的光照射后，不仅能活化员工的机体功能，提高工作效率，也能杀死一些不应该存在于部门的东西。

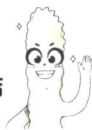

睑缘深度清洁

　　经过前期治疗，那些堆积的质量不合格油脂、蠕形螨的尸体及其他杂质还堆积在部门内部，如果不彻底清洁，很容易导致细菌增殖，破坏部门的工作环境，引起炎症反复发作。

　　睑缘深度清洁可以全面清除细菌生物膜、分泌物、鳞屑等，改善并逐步恢复部门的正常工作环境。日常定期进行睑缘深度清洁可以维持部门工作环境的稳定。

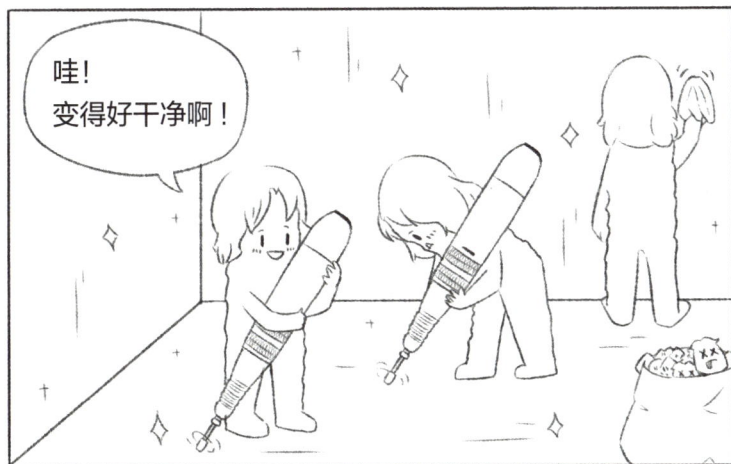

　　睑缘深度清洁犹如对部门进行了一次彻底的大扫除，将部门内部的污垢全部去除，恢复干净整洁的环境，让部门能正常运作。

日常护理

除了采取上述措施外，部门内也要进行日常维护。这样不但可以巩固治疗效果，还能有效减少部门在后续工作中业绩不达标的情况。

下面两款产品可以在日常护理中使用。

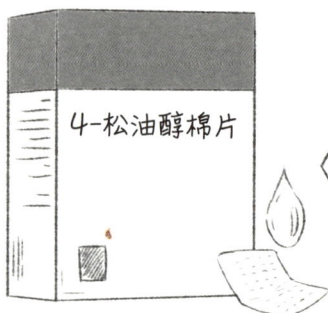

4-松油醇棉片：4-松油醇能有效杀灭眼部的蠕形螨。客户除了完成院内除螨治疗外，日常也要进行眼部除螨。可于每天早晚洁面后，使用4-松油醇棉片擦拭眼睑，连续治疗2~3个月，可以有效杀灭蠕形螨。

清洁棉片：有些客户油脂分泌非常旺盛，有些还合并细菌感染，这些都会导致分泌物堆积在睑缘，包括睑板腺开口，从而造成睑板腺堵塞。针对这种情况，客户除了定期在医院做睑缘深度清洁外，在家也要做日常清洁，如同每天刷牙一样，这样才能保持睑缘的清洁干净，睑板腺开口的通畅。

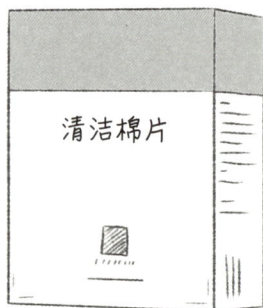

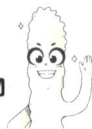

药物

　　有些部门因服务的客户本身患有相关疾病才导致业绩不达标，针对这种情况，可以使用相关药物进行干预，但应在检查后由医生指导使用。

　　下面是几款常用药物，可供有需要的客户选择使用。

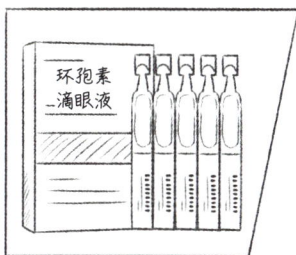

环孢素滴眼液：主要具有抗炎作用，还能减少眼表细胞的凋亡。可促进水、油、黏蛋白的分泌，减轻睑板腺堵塞情况，恢复眼表泪膜的稳态。

地夸磷索钠滴眼液：可以用于睑板腺部门士气低下、动能不足的情况，提升分泌黏蛋白、水和油的细胞的功能活力，从而促进泪液分泌。能改善睑板腺堵塞及腺体变形情况。

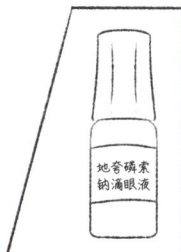

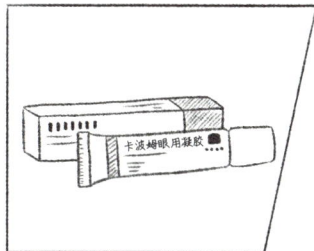

卡波姆眼用凝胶：可同时补充水液和油脂，并能锁住水分。对于出油比较少，暂时不能恢复的情况，可以帮助增加眼表湿润度。与滴眼液相比，锁水保湿作用时间更长。

饮食调理

　　高尿酸与高血脂常与高脂、高糖及高嘌呤饮食习惯有关。客户应改变饮食习惯，以清淡饮食为主，并在医生的建议下补充相关营养素。客户的饮食习惯改善了，体内生产油脂的原材料质量就会更好，这样就能生产出优质的油脂，使角膜湿润度达标。

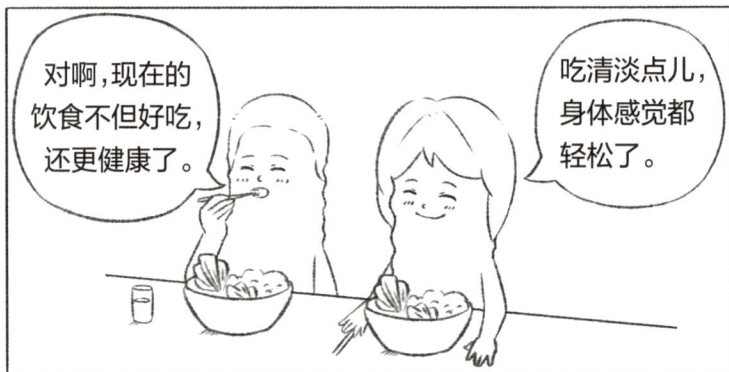

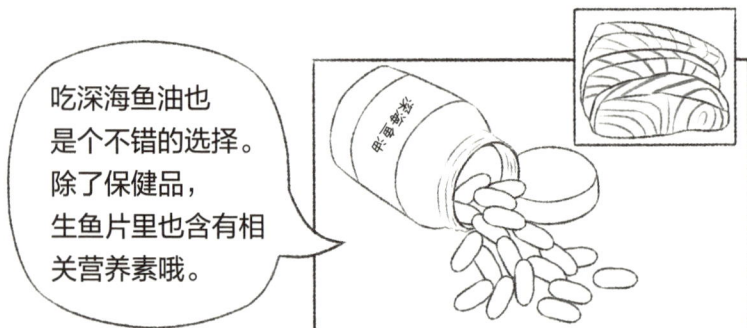

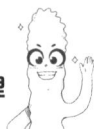

　　以上是我对本次巡访后整改方案的汇报,望各部门及服务客户严格按照本方案的建议整改!

　　希望员工们都能开心工作,客户们都能拥有一双水润的眼睛!

汇报人:睑睑

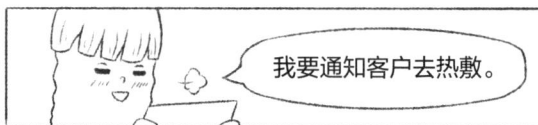

我要通知客户去热敷。

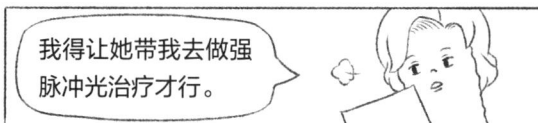

我得让她带我去做强脉冲光治疗才行。

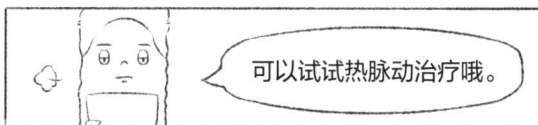

可以试试热脉动治疗哦。

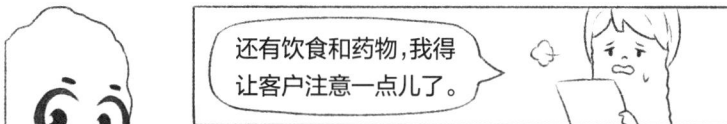

还有饮食和药物,我得让客户注意一点儿了。

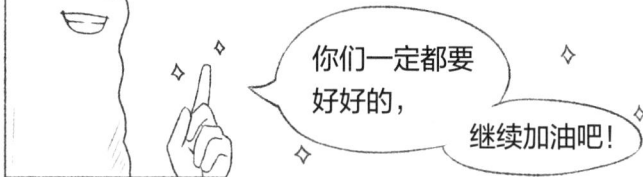

你们一定都要好好的,继续加油吧!

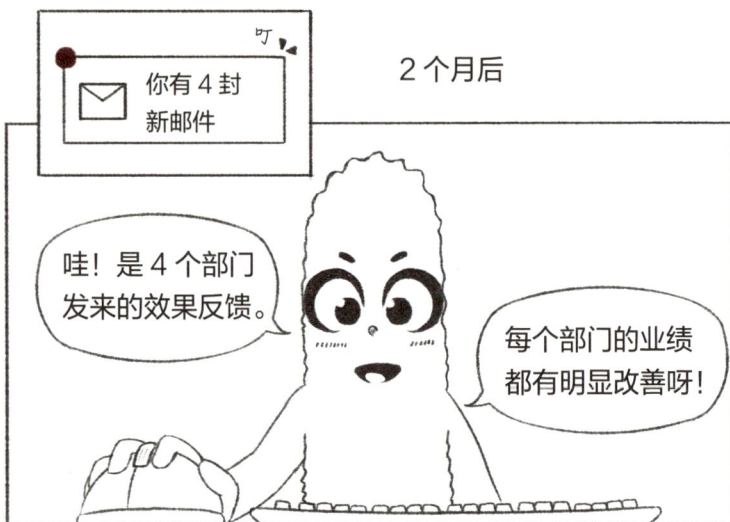

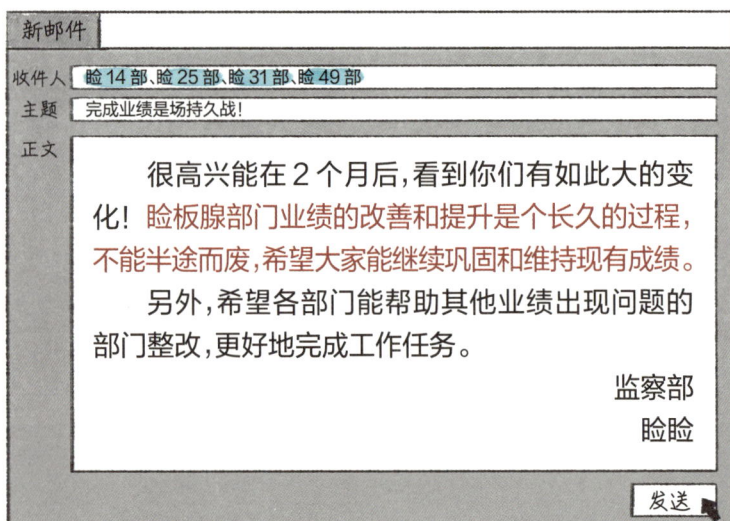

看来我也要好好
关心一下我的睑板腺了。

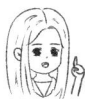

不止哦，关于眼健康，
还有很多需要关心的……

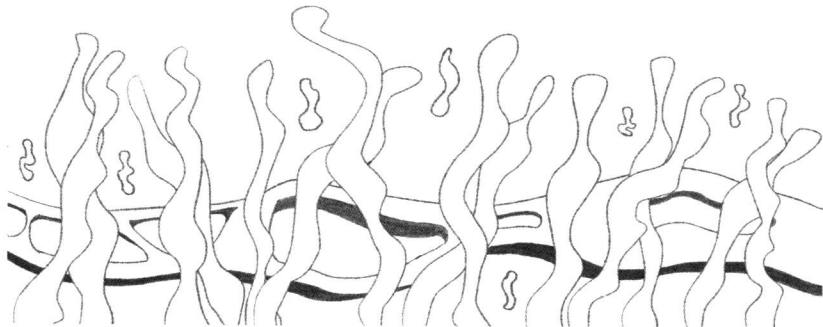

干眼问卷

本问卷请在白天同一时间进行。

项目	得分				
	0分	1分	2分	3分	4分
您已戴隐形眼镜多长时间 或（此题二选一回答） 已行角膜屈光手术多长时间	无 无	1年以内 半年	2年以内 1年	5年以内 2年	5年以上 2年以上
您平均每天用眼药的次数及时间	无	≤4次/日 3个月以下	≤4次/日 3个月及以上	>4次/日 3个月以下	>4次/日 3个月及以上
您晚上睡眠质量如何	很好	偶尔失眠 或熬夜	经常失眠 或熬夜	大部分时间 睡眠质量差	每天睡眠质量都很差
您是否觉得以下部位干燥 a. 鼻子 b. 嘴巴 c. 喉咙 d. 皮肤 e. 生殖器	无	1种	2种	3种	≥4种
您的眼睛在以下环境是否敏感 a. 抽烟环境 b. 油烟环境 c. 空气污染环境 d. 粉尘环境 e. 空调环境 f. 暖气环境	无	1种	2种	3种	≥4种
您是否长期服用以下药品 a. 抗过敏药 b. 利尿药 c. 降压药 d. 安眠药 e. 精神病类药 f. 避孕药 g. 更年期治疗药物	无	1种	2种	3种	≥4种

请参考过去一周的眼部症状回答以下问题

项目	频率				
眼睛干燥感	没有	偶尔	一半时间	大部分时间	全部时间
眼睛有异物感	没有	偶尔	一半时间	大部分时间	全部时间
眼睛痛	没有	偶尔	一半时间	大部分时间	全部时间
眼睛畏光	没有	偶尔	一半时间	大部分时间	全部时间
晨起睫毛上是否有分泌物，睁眼困难	没有	偶尔	一半时间	大部分时间	全部时间
视力波动	没有	偶尔	一半时间	大部分时间	全部时间

如果以上得分相加，总分≥7分，则干眼可能性较大哦。

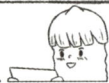

睑板腺护理手册

根据医院检查结果填写,具体内容需要由专业医生评估。

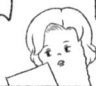

日期(检查当日)_____

	左眼	右眼
油脂产量	(参考值:Lipiview 检测脂质层厚度>60nm)	
油脂质量	□透明清亮　　□混浊的液体 □混浊颗粒状　□浓稠牙膏状	□透明清亮　　□混浊的液体 □混浊颗粒状　□浓稠牙膏状
睑板腺数量	□无缺失　　　　　□缺失≤1/3 □1/3<缺失≤2/3　□缺失>2/3	□无缺失　　　　　□缺失≤1/3 □1/3<缺失≤2/3　□缺失>2/3
螨虫情况		

整改方案

勾选相关治疗方案

□普通理疗　　　　　　　　□除螨治疗

□强脉冲光治疗　　　　　　□冷敷

□热脉动治疗　　　　　　　□热敷

□睑缘深度清洁　　　　　　□眨眼训练

□药物:_____　　　□其他:_____

61

睑板腺护理手册

根据医院检查结果填写，具体内容需要由专业医生评估。

日期（检查 3 个月后）

	左眼	右眼
油脂产量	（参考值：Lipiview 检测脂质层厚度＞60nm）	
油脂质量	□透明清亮　□混浊的液体 □混浊颗粒状　□浓稠牙膏状	□透明清亮　□混浊的液体 □混浊颗粒状　□浓稠牙膏状
睑板腺数量	□无缺失　　　□缺失≤1/3 □1/3＜缺失≤2/3 □缺失＞2/3	□无缺失　　　□缺失≤1/3 □1/3＜缺失≤2/3 □缺失＞2/3
螨虫情况		

日期（检查 1 年后）

	左眼	右眼
油脂产量	（参考值：Lipiview 检测脂质层厚度＞60nm）	
油脂质量	□透明清亮　□混浊的液体 □混浊颗粒状　□浓稠牙膏状	□透明清亮　□混浊的液体 □混浊颗粒状　□浓稠牙膏状
睑板腺数量	□无缺失　　　□缺失≤1/3 □1/3＜缺失≤2/3 □缺失＞2/3	□无缺失　　　□缺失≤1/3 □1/3＜缺失≤2/3 □缺失＞2/3
螨虫情况		

55检